의료관계법규 문제집

실전 문제 해설 수록!

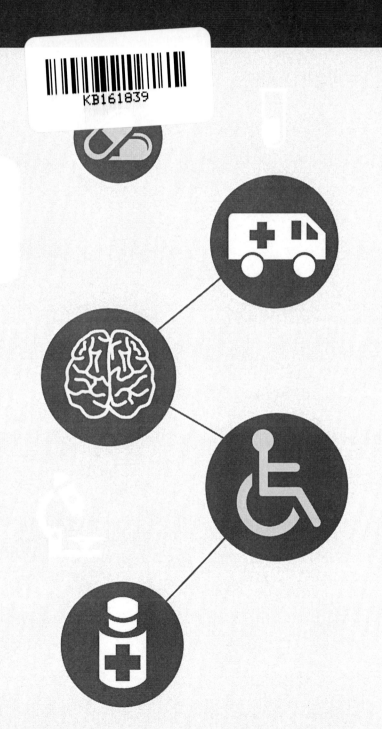
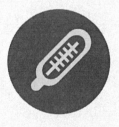

본 교재는 보건의료 관계자 국가시험을 대비하는 학생들과 보건의료 관계자들의 좋은 길잡이가 되고자 집필하게 되었습니다.

본 교재의 특징은 보건의료 관계자를 대상으로 하여, 국가시험의 필수분야인 의료법, 의료기사 등에 관한 법률, 감염병의 예방 및 관리에 관한 법률, 지역보건법등 최신문제와 해설을 함께 차례대로 수록하였고, 분야별 단원에 주요 법률에 대한 설명과 예상문제를 수록하였습니다.

아무쪼록 본 교재가 독자들에게 다소라도 도움이 될 수 있기를 기대하며, 이후 제정되는 법률이 공포되면 신속하게 개정 발간되도록 할 것을 약속드립니다.

이 책을 출간할 수 있도록 물심양면으로 도와주신 메디컬스타출판사와 편집하시느라 수고하신 직원 여러분들에게 고마움을 전합니다.

차례

제1장

의료법

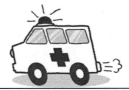

001 의료법의 목적으로 옳은 것은?

① 국민의 안위와 행복추구를 위한 것

② 의료수가를 적절히 조정하기 위한 것

③ 국민의 건강을 보호하고 증진하는 것

④ 의료인의 법적 지위를 보장하기 위한 것

⑤ 정당한 의료행위를 할 수 있도록 규정하는 것

[정답] ③

[해설] 의료법 제1조(목적) 의료법은 모든 국민이 수준 높은 의료 혜택을 받을 수 있도록 국민 의료에 필요한 사항을 규정함으로써 국민의 건강을 보호하고 증진하는 데에 목적이 있다.

002 '의료인'의 정의로 옳은 것은?

① 보건복지부장관으로부터 자격을 받은 의사 · 치과의사 · 한의사 · 조산사 및 간호사

② 보건복지부장관으로부터 면허를 받은 의사 · 치과의사 · 한의사 · 조산사 및 간호사

③ 보건복지부장관으로부터 자격을 받은 의사 · 치과의사 · 한의사 · 간호사 및 응급구조사

④ 보건복지부장관으로부터 면허를 받은 의사 · 치과의사 · 응급구조사 · 조산사 및 간호사

⑤ 보건복지부장관으로부터 면허를 받은 의사 · 치과의사 · 한의사 · 간호사 및 응급구조사

[정답] ②

[해설] 의료법 제2조(의료인) "의료인"이란 보건복지부장관의 면허를 받은 의사 · 치과의사 · 한의사 · 조산사 및 간호사를 말한다.

003 의사. 치과의사 또는 한의사가 주로 외래환자를 대상으로 의료행위를 하는 의료기관으로 옳은 것은?

① 의원   ② 종합병원   ③ 한방병원

④ 치과병원   ⑤ 요양병원

[정답] ①

[해설] 의료법 제3조(의료기관) 의사, 치과의사 또는 한의사가 주로 외래환자를 대상으로 각각 그 의료행위를 하는 의료기관은 의원, 치과의원, 한의원 등이다.

004 내과, 외과, 산부인과, 영상의학과, 마취통증의학과, 진단검사의학과, 병리과 등의 진료과 목을 갖추고 진료과목마다 전속하는 전문의를 두는 경우의 병상 수로 옳은 것은?

① 50병상 이상 150병상 이하
② 100병상 이상 200병상 이하
③ 100병상 이상 300병상 이하
④ 100병상 이상 350병상 이하
⑤ 200병상 이상 400병상 이하

[정답] ③

[해설] 의료법 제3조의3(종합병원) 00병상 이상 300병상 이하인 경우에는 내과·외과·소아청소년과·산부인과 중 3개 진료과목, 영상의학과, 마취통증의학과와 진단검사의학과 또는 병리과를 포함한 7개 이상의 진료과목을 갖추고 각 진료과목마다 전속하는 전문의를 두어야 한다.

005 병원급 의료기관 중에서 전문병원으로 지정받을 수 있는 경우로 옳은 것은?

① 대량재해가 자주 발생하는 지역의 병원급 의료기관
② 특정 진료과목에 대한 전문의를 3명 이상 두어 개설한 병원
③ 100병상 이상을 확보하고 7개 이상의 진료과목을 갖춘 병원
④ 7개 이상의 진료과목을 갖추고 전속하는 전문의를 두어 개설한 의료법인
⑤ 특정 진료과목이나 질환 등에 대하여 난이도가 높은 의료행위를 하는 병원

[정답] ⑤

[해설] 의료법 제3조의5(전문병원 지정) 보건복지부장관은 병원급 의료기관 중에서 특정 진료과목이나 특정 질환 등에 대하여 난이도가 높은 의료행위를 하는 병원을 전문병원으로 지정할 수 있다.

006 의료인의 의료용품 사용에 관한 의무로 옳은 것은?

① 수액용기는 재사용이 가능한 의료용품이다.
② 수액연결 줄은 재사용이 가능한 의료용품이다.
③ 지방 등을 투여하는 의료용품은 재사용이 가능하다.
④ 주사관련 의료용품 이외의 용품은 재사용이 가능하다.
⑤ 주사기는 한 번 사용한 후 다시 사용하여서는 아니 된다.

[정답] ⑤

[정답] ⑤

[해설] 의료법 제4조(의료인과 의료기관의 장의 의무) 의료인은 일회용 주사 의료용품(한 번 사용할 목적으로 제작되거나 한 번의 의료행위에서 한 환자에게 사용하여야 하는 의료용품으로서 사람의 신체에 의약품, 혈액, 지방 등을 투여·채취하기 위하여 사용하는 주사침, 주사기, 수액용기와 연결줄 등을 포함하는 수액세트 및 그 밖에 이에 준하는 의료용품을 말한다. 이하 같다)을 한 번 사용한 후 다시 사용하여서는 아니 된다.

007 간호·간병통합서비스를 제공하는 의료기관의 역할로 옳은 것은?
① 보호자 등의 입원실 내 상주를 제한한다.
② 보호자가 입원실 내에서 간병하는 것을 적극 돕는다.
③ 응급환자의 경우는 보호자가 상주할 수 있도록 한다.
④ 환자 병문안에 관한 기준은 따로 마련할 필요가 없다.
⑤ 보호자와 간병서비스제공자가 협업할 수 있도록 지원한다.

[정답] ①

[해설] 의료법 제4조의2(간호·간병통합서비스 제공 등) 간호·간병통합서비스 제공기관은 보호자 등의 입원실 내 상주를 제한하고 환자 병문안에 관한 기준을 마련하는 등 안전관리를 위하여 노력하여야 한다.

008 의료인의 결격사유에 해당하는 경우로 옳은 것은?
① SARS나 우한폐렴에 감염된 사람
② 주요 법정감염질환에 이환된 사람
③ 마약, 대마, 향정신성의약품 중독자
④ 간염 A형과 C형의 감염기록이 있는 환자
⑤ 전문의가 의료인으로서 적합하다고 인정하는 기분장애 환자

[정답] ③

[해설] 의료법 제8조(결격사유 등) 망상, 환각, 사고(思考)나 기분의 장애 등으로 인하여 독립적으로 일상생활을 영위하는 데 중대한 제약이 있는 사람(다만, 전문의가 의료인으로서 적합하다고 인정하는 사람은 그러하지 아니하다). 마약·대마·향정신성의약품 중독자, 피성년후견인·피한정후견인, 대통령령으로 정하는 의료 관련 법령을 위반하여 금고 이상의 형을 선

고받고 그 형의 집행이 종료되지 아니하였거나 집행을 받지 아니하기로 확정되지 아니한 자 등은 의료인의 결격사유에 해당하는 경우이다.

009 의료인의 국가시험에 관한 내용이다. A와 B의 내용으로 옳은 것은?

> • 의료인의 국가시험등에 필요한 사항은 (A)으로 정하며, (B)이 시행한다.

	A	B
①	국무총리령	보건복지부장관
②	대통령령	보건복지부장관
③	대통령령	한국보건의료인국가시험원
④	국무총리령	한국보건의료인국가시험원
⑤	보건복지부장관령	한국보건의료인국가시험원

[정답] ②

[해설] 의료법 제9조(국가시험 등) 의사 · 치과의사 · 한의사 · 조산사 또는 간호사 국가시험과 의사 · 치과의사 · 한의사 예비시험(이하 "국가시험등"이라 한다)은 매년 보건복지부장관이 시행하며, 국가시험등에 필요한 사항은 대통령령으로 정한다.

010 의료인의 국가시험에 관하여 부정행위를 한 수험생에게 시험을 제한할 수 있는 기간으로 옳은 것은?

① 1회의 범위   ② 2회의 범위   ③ 3회의 범위

④ 4회의 범위   ⑤ 5회의 범위

[정답] ③

[해설] 의료법 제10조(응시자격 제한 등) 국가시험에 관하여 부정행위를 하여 수험이 정지되거나 합격이 무효가 된 사람에 대하여 처분의 사유와 위반 정도 등을 고려하여 대통령령으로 정하는 바에 따라 그 다음에 치러지는 이 법에 따른 국가시험등의 응시를 3회의 범위에서 제한할 수 있다.

011 국가시험 중에 허용되지 않는 자료를 가지고 있거나 해당자료를 이용하는 행위를 했을 때의 응시제한 횟수로 옳은 것은?

① 1회 　　　　　　② 2회 　　　　　　③ 3회

④ 4회 　　　　　　⑤ 5회

[정답] ①

[해설] 시행령 제9조의2(국가시험등 응시제한)

별표 1. 시험 중에 허용되지 않는 자료를 가지고 있거나 해당자료를 이용하는 행위는 1회의 응시제한을 한다.

012 국가시험 중에 다른 사람을 위해 시험 답안 등을 알려주거나 엿보게 하는 행위를 했을 때의 응시제한 횟수로 옳은 것은?

① 1회 　　　　　　② 2회 　　　　　　③ 3회

④ 4회 　　　　　　⑤ 5회

[정답] ②

[해설] 시행령 제9조의2(국가시험등 응시제한) 별표 1. 시험 중에 다른 사람을 위해 시험 답안 등을 알려주거나 엿보게 하는 행위를 했을 때는 2회의 응시제한을 한다.

013 국가시험 중에 본인이 작성한 답안지를 다른 사람과 교환하는 행위를 했을 때의 응시제한 횟수로 옳은 것은?

① 1회 　　　　　　② 2회 　　　　　　③ 3회

④ 4회 　　　　　　⑤ 5회

[정답] ②

[해설] 시행령 제9조의2(국가시험등 응시제한) 별표 1. 시험 중에 본인이 작성한 답안지를 다른 사람과 교환하는 행위를 했을 때는 2회의 응시제한을 한다.

014 국가시험을 본인이 직접 대리시험을 치르거나 다른 사람으로 하여금 시험을 치르게 하는 행위를 했을 때의 응시제한 횟수로 옳은 것은?

① 1회   ② 2회   ③ 3회

④ 4회   ⑤ 5회

[정답] ③

[해설] 시행령 제9조의2(국가시험등 응시제한) 별표 1. 본인이 직접 대리시험을 치르거나 다른 사람으로 하여금 시험을 치르게 하는 행위를 했을 때는 3회의 응시제한을 한다.

015 사전에 국가시험 문제 또는 시험답안을 알고 시험을 치르는 행위를 했을 때의 응시제한 횟수로 옳은 것은?

① 1회   ② 2회   ③ 3회

④ 4회   ⑤ 5회

[정답] ③

[해설] 시행령 제9조의2(국가시험등 응시제한) 별표 1. 사전에 국가시험 문제 또는 시험답안을 알고 시험을 치르는 행위를 했을 때는 3회의 응시제한을 한다.

016 한국보건의료인국가시험원에서 보건복지부장관에게 보고하는 내국인의 국가시험 합격자에 관한 면허증 발급사항으로 옳지 않은 것은?

① 국적   ② 합격번호   ③ 합격 연월일

④ 출신 학교   ⑤ 주민등록번호

[정답] ①

[해설] 규칙 제4조(면허증 발급)

④ 제4조(국가시험등의 시행 및 공고 등) 제2항에 따라 보건복지부장관이 시험관리능력이 있다고 인정하여 지정·고시하는 관계 전문기관(이하 "국가시험등관리기관"이라 한다)의 장은 법 제9조(국가시험 등)에 따른 국가시험등(이하 "국가시험등"이라 한다)을 실시하면 합격자 발표를 한 후 그 합격자에 대한 다음 각 호의 사항을 보건복지부장관에게 보고하여야 한다.

  1. 성명, 성별 및 주민등록번호

2. 출신 학교 및 졸업 연월일

3. 합격번호 및 합격 연월일

4. 국적(외국인만 해당한다)

017 면허증 등록대장이나 면허증 재발급을 위한 사진의 촬영기한으로 옳은 것은?

① 신청 전 2개월 이내
② 신청 전 4개월 이내
③ 신청 전 6개월 이내
④ 신청 전 8개월 이내
⑤ 신청 전 10개월 이내

[정답] ③

[해설] 규칙 제5조(면허등록대장 등) 2. 사진(신청 전 6개월 이내에 모자 등을 쓰지 않고 촬영한 천연색 상반신 정면사진으로 가로 3.5센티미터, 세로 4.5센티미터의 사진을 말한다) 2장(면허증 갱신을 신청하는 경우에만 첨부한다)

규칙 제6조(면허증 재발급) 2. 사진(신청 전 6개월 이내에 모자 등을 쓰지 않고 촬영한 천연색 상반신 정면사진으로 가로 3.5센티미터, 세로 4.5센티미터의 사진을 말한다) 2장

018 의료기관에서 나오는 세탁물을 처리하기위한 신고기관의 장으로 옳지 않은 것은?

① 군수
② 시장
③ 구청장
④ 특별자치시장
⑤ 보건복지부장관

[정답] ⑤

[해설] 의료법 제16조(세탁물 처리) 의료기관에서 나오는 세탁물은 의료인·의료기관 또는 특별자치시장·특별자치도지사·시장·군수·구청장(자치구의 구청장을 말한다. 이하 같다)에게 신고한 자가 아니면 처리할 수 없다.

019 사산 증명서를 발급해 줄 수 있는 의료인으로 옳은 것은?

① 임신여부를 지속적으로 진료해온 의사
② 태아건강을 지속적으로 진료해온 의사
③ 의사를 도와 출산을 도왔던 진료보조 간호사
④ 의료업에 종사하고 있는 모든 의사와 조산사
⑤ 같은 의료기관에 종사하는 다른 의사가 진료기록부 등에 따른 경우

[정답] ⑤

[해설] 의료법 제17조(진단서 등) 의료업에 종사하고 직접 조산한 의사·한의사 또는 조산사가 아니면 출생·사망 또는 사산 증명서를 내주지 못한다. 다만, 직접 조산한 의사·한의사 또는 조산사가 부득이한 사유로 증명서를 내줄 수 없으면 같은 의료기관에 종사하는 다른 의사·한의사 또는 조산사가 진료기록부 등에 따라 증명서를 내줄 수 있다.

020 진단서 발급에 관한 내용이다. (   )안의 시간으로 옳은 것은?

> • 진료 중이던 환자가 최종 진료 시부터 (   )시간 이내에 사망한 경우에는 다시 진료하지 아니하더라도 진단서나 증명서를 내줄 수 있다.

① 12   ② 24   ③ 36
④ 48   ⑤ 60

[정답] ④

[해설] 의료법 제17조(진단서 등) ①의료업에 종사하고 직접 진찰하거나 검안(檢案)한 의사 ……교부하지 못한다. 다만, 진료 중이던 환자가 최종 진료 시부터 48시간 이내에 사망한 경우에는 다시 진료하지 아니하더라도 진단서나 증명서를 내줄 수 있으며, 환자 또는 사망자를 직접 진찰하거나 검안한 의사·치과의사 또는 한의사가 부득이한 사유로 진단서·검안서 또는 증명서를 내줄 수 없으면 같은 의료기관에 종사하는 다른 의사·치과의사 또는 한의사가 환자의 진료기록부 등에 따라 내줄 수 있다.

021 질병의 원인이 상해(傷害)로 인한 경우의 진단서 기재 사항으로 옳은 것은?

> 가. 치료기간   나. 상해에 대한 소견
> 다. 식사의 가능 여부   라. 통상 활동의 가능 여부

① 가, 나, 다   ② 가, 다   ③ 나, 라
④ 라   ⑤ 가, 나, 다, 라

[정답] ⑤

[해설] 규칙 제9조(진단서의 기재 사항)

　　②질병의 원인이 상해(傷害)로 인한 것인 경우에는 별지 제5호의3서식에 따라 제1항 각 호

의 사항 외에 다음 각 호의 사항을 적어야 한다.

1. 상해의 원인 또는 추정되는 상해의 원인

2. 상해의 부위 및 정도

3. 입원의 필요 여부

4. 외과적 수술 여부

5. 합병증의 발생 가능 여부

6. 통상 활동의 가능 여부

7. 식사의 가능 여부

8. 상해에 대한 소견

9. 치료기간

022 질병의 원인이 상해(傷害)로 인한 경우의 진단서 기재 사항으로 옳은 것은?

가. 상해의 부위 및 정도	나. 입원의 필요 여부
다. 외과적 수술 여부	라. 내과질환 여부

① 가, 나, 다   ② 가, 다   ③ 나, 라

④ 라   ⑤ 가, 나, 다, 라

[정답] ①

[해설] 문제 021 참조

023 의사가 환자의 배우자에게 처방전을 교부할 수 있는 경우로 옳은 것은?

① 어느 경우나 가능   ② 환자가 의식이 없는 경우

③ 환자가 감염질환이 있을 경우   ④ 환자가 난치병으로 입원한 경우

⑤ 환자가 의사에게 전화를 한 경우

[정답] ②

[해설] 의료법 제17조의2(처방전) 의사, 치과의사 또는 한의사는 다음 각 호의 어느 하나에 해당하
는 경우에 환자의 직계존속 · 비속, 배우자 및 배우자의 직계존속, 형제자매 또는 「노인복지
법」 제34조에 따른 노인의료복지시설에서 근무하는 사람 등 대통령령으로 정하는 사람(이
하 이 조에서 "대리수령자"라 한다)에게 처방전을 교부하거나 발송할 수 있으며 대리수령자

는 환자를 대리하여 그 처방전을 수령할 수 있다.

1. 환자의 의식이 없는 경우
2. 환자의 거동이 현저히 곤란하고 동일한 상병(傷病)에 대하여 장기간 동일한 처방이 이루어지는 경우

024 처방전에 따라 의약품을 조제하는 약사가 처방전을 발행한 의사에게 문의할 때 즉시 응하지 않아도 되는 경우로 옳은 것은?

① 환자를 수술 또는 처치 중인 경우
② 환자와 정신과 상담을 하고 있는 경우
③ 처방전을 발행한지 48시간이 지난 경우
④ 환자에게 용법 및 용량 등을 모두 설명한 경우
⑤ 처방전에 환자의 이름, 용법 및 용량 등을 모두 표기한 경우

[정답] ①

[해설] 의료법 제18조(처방전 작성과 교부) 처방전을 발행한 의사 또는 치과의사(처방전을 발행한 한의사를 포함한다)는 처방전에 따라 의약품을 조제하는 약사 또는 한약사가 「약사법」 제26조제2항에 따라 문의한 때 즉시 이에 응하여야 한다. 다만, 다음 각 호의 어느 하나에 해당하는 사유로 약사 또는 한약사의 문의에 응할 수 없는 경우 사유가 종료된 때 즉시 이에 응하여야 한다.

1. 「응급의료에 관한 법률」 제2조제1호에 따른 응급환자를 진료 중인 경우
2. 환자를 수술 또는 처치 중인 경우
3. 그 밖에 약사의 문의에 응할 수 없는 정당한 사유가 있는 경우

025 의사 또는 한의사가 자신이 직접 의약품을 조제하여 환자에게 그 의약품을 내어주는 경우 약제의 포장에 적어야하는 사항으로 옳지 않은 것은?

① 조제 사유
② 조제 연월일
③ 조제자의 면허 종류 및 성명
④ 조제자가 근무하는 의료기관의 명칭
⑤ 약제의 내용ㆍ외용의 구분에 관한 사항

[해설] 의료법 제18조(처방전 작성과 교부) ⑤ 의사, 치과의사 또는 한의사가 「약사법」에 따라 자신이 직접 의약품을 조제하여 환자에게 그 의약품을 내어주는 경우에는 그 약제의 용기 또는 포장에 환자의 이름, 용법 및 용량, 그 밖에 보건복지부령으로 정하는 사항을 적어야 한다. 규칙 제13조(약제용기 등의 기재사항) ① 법 제18조제5항 본문에서 "보건복지부령으로 정하는 사항"이란 다음 각 호의 사항을 말한다.

1. 약제의 내용 · 외용의 구분에 관한 사항
2. 조제자의 면허 종류 및 성명
3. 조제 연월일
4. 조제자가 근무하는 의료기관의 명칭 · 소재지

026 임부를 진찰하거나 검사하면서 알게 된 태아의 성(性)을 임부 등에게 알려서는 안 되는 태아로 옳은 것은?

① 임신 32주 이전의 태아   ② 임신 33주 이전의 태아

③ 임신 34주 이전의 태아   ④ 임신 35주 이전의 태아

⑤ 임신 36주 이전의 태아

[정답] ①

[해설] 의료법 제20조(태아 성 감별 행위 등 금지) 의료인은 임신 32주 이전에 태아나 임부를 진찰하거나 검사하면서 알게 된 태아의 성(性)을 임부, 임부의 가족, 그 밖의 다른 사람이 알게 하여서는 아니 된다.

027 가장 짧은 기간 보존하는 진료기록부로 옳은 것은?

① 처방전   ② 환자 명부   ③ 간호기록부

④ 조산기록부   ⑤ 진료기록부

[정답] ①

[해설] 규칙 제15조(진료기록부 등의 보존)

① 의료인이나 의료기관 개설자는 법 제22조(진료기록부 등)제2항에 따른 진료기록부등을 다음 각 호에 정하는 기간 동안 보존하여야 한다. 다만, 계속적인 진료를 위하여 필요한 경우에는 1회에 한정하여 다음 각 호에 정하는 기간의 범위에서 그 기간을 연장하여 보

존할 수 있다.

1. 환자 명부 : 5년

2. 진료기록부 : 10년

3. 처방전 : 2년

4. 수술기록 : 10년

5. 검사내용 및 검사소견기록 : 5년

6. 방사선 사진(영상물을 포함한다) 및 그 소견서 : 5년

7. 간호기록부 : 5년

8. 조산기록부: 5년

9. 진단서 등의 부본(진단서 · 사망진단서 및 시체검안서 등을 따로 구분하여 보존할 것) : 3년

028 수술기록은 처방전에 비해 몇 년을 더 보존하여야 하는가?

① 2년 　　　② 4년 　　　③ 6년 　　　④ 8년 　　　⑤ 10년

[정답] ④

[해설] 문제 027 참조

029 가장 오랜 기간 보존하는 진료기록부로 옳은 것은?

① 처방전 　　　　　② 진료기록부 　　　　　③ 간호기록부

④ 조산기록부 　　　　⑤ 진단서 부본

[정답] ②

[해설] 문제 027 참조

030 전자의무기록에 대한 전자적 침해행위로 진료정보가 유출되거나 의료기관의 업무가 교란 · 마비되는 사고가 발생한 때 그 사실을 누구에게 통지하여야 하는가?

① 병원장 　　　　　② 경찰서장 　　　　　③ 시 · 도지사

④ 보건소장 　　　　⑤ 보건복지부장관

[정답] ⑤

[해설] 의료법 제23조의3(진료정보 침해사고의 통지) 의료인 또는 의료기관 개설자는 전자의무기

록에 대한 전자적 침해행위로 진료정보가 유출되거나 의료기관의 업무가 교란·마비되는 등 대통령령으로 정하는 사고(이하 "진료정보 침해사고"라 한다)가 발생한 때에는 보건복지부장관에게 즉시 그 사실을 통지하여야 한다.

031 진료정보 침해사고의 예방 및 대응을 위한 보건복지부장관의 업무로 옳지 않은 것은?

① 진료정보 침해사고의 예보·경보

② 진료정보 침해사고에 대한 긴급조치

③ 진료정보 침해사고에 대한 소송 및 수사의뢰

④ 진료정보 침해사고에 관한 정보의 수집·전파

⑤ 전자의무기록에 대한 전자적 침해행위의 탐지·분석

[정답] ③

[해설] 의료법 제23조의4(진료정보 침해사고의 예방 및 대응 등) 보건복지부장관은 진료정보 침해사고의 예방 및 대응을 위하여 다음 각 호의 업무를 수행한다.

1. 진료정보 침해사고에 관한 정보의 수집·전파
2. 진료정보 침해사고의 예보·경보
3. 진료정보 침해사고에 대한 긴급조치
4. 전자의무기록에 대한 전자적 침해행위의 탐지·분석

032 의약품공급자로부터 경제적 이득을 제공 받아서는 안 되는 경우로 옳은 것은?

① 견본품   ② 홍보물 제작   ③ 시판 후 조사

④ 임상시험 지원   ⑤ 학술대회 지원

[정답] ②

[해설] 의료법 제23조의5(부당한 경제적 이익등의 취득 금지) 의료인, 의료기관 개설자(법인의 대표자, 이사, 그 밖에 이에 종사하는 자를 포함한다. 이하 이 조에서 같다) 및 의료기관 종사자는 「약사법」 제47조제2항에 따른 의약품공급자로부터 의약품 채택·처방유도·거래유지 등 판매촉진을 목적으로 제공되는 금전, 물품, 편익, 노무, 향응, 그 밖의 경제적 이익(이하 "경제적 이익등"이라 한다)을 받거나 의료기관으로 하여금 받게 하여서는 아니 된다. 다만, 견본품 제공, 학술대회 지원, 임상시험 지원, 제품설명회, 대금결제조건에 따른 비용할인, 시판 후 조사 등의 행위(이하 "견본품 제공등의 행위"라 한다)로서 보건복지부령으로 정하는

범위 안의 경제적 이익등인 경우에는 그러하지 아니하다.

033 의사가 수술을 시도할 경우 환자에게 설명하고 동의를 받아야 하는 사항으로 옳지 않은 것은?

① 수술등의 필요성, 방법 및 내용

② 수술등의 시작과 진행 및 종료 시각

③ 환자에게 발생하거나 발생 가능한 증상의 진단명

④ 수술등에 따라 전형적으로 발생이 예상되는 후유증 또는 부작용

⑤ 환자에게 설명을 하는 의사 및 수술등에 참여하는 주된 의사의 성명

[정답] ②

[해설] 의료법 제24조의2(의료행위에 관한 설명) 의사가 수술을 시도할 경우 환자에게 설명하고 동의를 받아야 하는 사항은 다음 각 호와 같다.

　1. 환자에게 발생하거나 발생 가능한 증상의 진단명

　2. 수술등의 필요성, 방법 및 내용

　3. 환자에게 설명을 하는 의사, 치과의사 또는 한의사 및 수술등에 참여하는 주된 의사, 치과의사 또는 한의사의 성명

　4. 수술등에 따라 전형적으로 발생이 예상되는 후유증 또는 부작용

　5. 수술등 전후 환자가 준수하여야 할 사항

034 의료행위에 관한 설명을 한 서면기록의 보존기간으로 옳은 것은?

① 환자에게 알린 날을 기준으로 2년

② 환자에게 알린 날을 기준으로 3년

③ 서면기록을 작성한 날을 기준으로 2년

④ 서면기록을 작성한 날을 기준으로 3년

⑤ 전신마취와 수술을 시행한 날을 기준으로 3년

[정답] ②

[해설] 시행령 제10조의8(의료행위에 관한 설명) ③ 의사·치과의사 또는 한의사는 법 제24조의2(의료행위에 관한 설명)제1항 본문에 따른 서면의 경우에는 환자의 동의를 받은 날, 같은 조 제4항에 따른 서면은 환자에게 알린 날을 기준으로 각각 2년간 보존·관리하여야 한다.

035 의료인이 최초로 면허를 받고 그 실태와 취업상황 등을 보건복지부장관에게 신고하는 때는?

① 1년마다   ② 2년마다   ③ 3년마다

④ 4년마다   ⑤ 5년마다

[정답] ③

[해설] 의료법 제25조(신고) 의료인은 대통령령으로 정하는 바에 따라 최초로 면허를 받은 후부터 3년마다 그 실태와 취업상황 등을 보건복지부장관에게 신고하여야 한다.

036 의사가 사체를 검안하여 변사(變死)한 것으로 의심될 때 사체의 소재지를 신고하는 관할 기관장으로 옳은 것은?

① 광역시장   ② 소방서장   ③ 경찰서장

④ 보건소장   ⑤ 종합병원장

[정답] ③

[해설] 의료법 제26조(변사체 신고) 의사 · 치과의사 · 한의사 및 조산사는 사체를 검안하여 변사 (變死)한 것으로 의심되는 때에는 사체의 소재지를 관할하는 경찰서장에게 신고하여야 한다.

037 의학을 전공하는 학교의 학생으로서 의료행위를 할 수 있는 경우로 옳은 것은?

① 의료인이 없는 오지에서 응급환자가 발생하였을 때

② 불특정 다수가 있는 장소에서 응급환자가 발생하였을 때

③ 전공 분야와 관련되는 실습을 하는 중 응급환자가 발생하였을 때

④ 병원 실습을 마친 학생으로서 항공기 내에서 응급환자가 발생하였을 때

⑤ 의료인의 지도 · 감독을 받아 시행하는 국민에 대한 의료봉사활동을 할 때

[정답] ⑤

[해설] 규칙 제19조(의과대학생 등의 의료행위) ② 법 제27조(무면허 의료행위 등 금지)제1항제3호에 따라 의학 · 치과의학 · 한방의학 또는 간호학을 전공하는 학교의 학생은 다음 각 호의 의료행위를 할 수 있다.

    1. 전공 분야와 관련되는 실습을 하기 위하여 지도교수의 지도 · 감독을 받아 행하는 의료

행위

  2. 국민에 대한 의료봉사활동으로서 의료인의 지도 · 감독을 받아 행하는 의료행위

  3. 전시 · 사변이나 그 밖에 이에 준하는 국가비상사태 시에 국가나 지방자치단체의 요청에 따라 의료인의 지도 · 감독을 받아 행하는 의료행위

038 외국에 의사회 지부를 설치하려고 할 때 승인을 받아야 하는 기관장으로 옳은 것은?

① 대통령   ② 국무총리   ③ 의사협회장

④ 의사협회이사장   ⑤ 보건복지부장관

[정답] ⑤

[해설] 의료법 제28조(중앙회와 지부) 중앙회는 대통령령으로 정하는 바에 따라 특별시 · 광역시 · 도와 특별자치도(이하 "시 · 도"라 한다)에 지부를 설치하여야 하며, 시 · 군 · 구(자치구만을 말한다. 이하 같다)에 분회를 설치할 수 있다. 다만, 그 외의 지부나 외국에 의사회 지부를 설치하려면 보건복지부장관의 승인을 받아야 한다.

039 의료인단체 중앙회가 정관을 변경하려 할 때 허가를 받아야 하는 기관장으로 옳은 것은?

① 대통령   ② 국무총리   ③ 의사협회장

④ 의사협회이사장   ⑤ 보건복지부장관

[정답] ⑤

[해설] 의료법 제29조(설립 허가 등) 중앙회가 정관을 변경하려면 보건복지부장관의 허가를 받아야 한다.

040 의료인 단체 중앙회에서 실시하는 보수교육 내용으로 옳은 것은?

> 가. 직업윤리에 관한 사항
> 나. 업무 전문성 향상 및 업무 개선에 관한 사항
> 다. 선진 의료기술 등의 동향 등에 관한 사항
> 라. 의료 관계 법령의 개정에 관한 사항

① 가, 나, 다   ② 가, 다   ③ 나, 라

④ 라   ⑤ 가, 나, 다, 라

[정답] ①

[해설] 규칙 제20조(보수교육)

　　① 중앙회는 법 제30조(협조 의무) 제2항에 따라 다음 각 호의 사항이 포함된 보수교육을 매
　　　　년 실시하여야 한다.

　　　1. 직업윤리에 관한 사항

　　　2. 업무 전문성 향상 및 업무 개선에 관한 사항

　　　3. 의료 관계 법령의 준수에 관한 사항

　　　4. 선진 의료기술 등의 동향 및 추세 등에 관한 사항

　　　5. 그 밖에 보건복지부장관이 의료인의 자질 향상을 위하여 필요하다고 인정하는 사항

041 의료인 단체 중앙회에서 실시하는 보수교육의 연간 이수시간으로 옳은 것은?

① 2시간 이상　　　　　② 4시간 이상　　　　　③ 6시간 이상

④ 8시간 이상　　　　　⑤ 10시간 이상

[정답] ④

[해설] 규칙 제20조(보수교육) ② 의료인은 제1항에 따른 보수교육을 연간 8시간 이상 이수하여야
　　　한다.

042 군 지역에서 병원을 개설하고자 할 때 허가권자로 옳은 것은?

① 군수　　　　　　　　② 시장　　　　　　　　③ 도지사

④ 보건소장　　　　　　⑤ 보건복지부장관

[정답] ③

[해설] 의료법 제33조(개설 등) 종합병원·병원·치과병원·한방병원 또는 요양병원을 개설하려
　　　면 보건복지부령으로 정하는 바에 따라 시·도지사의 허가를 받아야 한다.

043 개설할 때 지도의사(指導醫師)를 정해야하는 의료기관으로 옳은 것은?

① 의원　　　　　　　　② 병원　　　　　　　　③ 조산원

④ 치과병원　　　　　　⑤ 한방병원

[정답] ③

[해설] 의료법 제33조(개설 등) 조산원을 개설하는 자는 반드시 지도의사(指導醫師)를 정하여야 한다.

044 보건복지부령으로 정하는 가정간호의 범위로 옳은 것은?

가. 간호	나. 투약	다. 주사	라. 상담

① 가, 나, 다   ② 가, 다   ③ 나, 라   ④ 라   ⑤ 가, 나, 다, 라

[정답] ⑤

[해설] 규칙 제24조(가정간호)

　　　① 법 제33조(개설 등) 제1항 제4호에 따라 의료기관이 실시하는 가정간호의 범위는 다음 각 호와 같다.

　　　1. 간호

　　　2. 검체의 채취(보건복지부장관이 정하는 현장검사를 포함한다. 이하 같다) 및 운반

　　　3. 투약

　　　4. 주사

　　　5. 응급처치 등에 대한 교육 및 훈련

　　　6. 상담

　　　7. 다른 보건의료기관 등에 대한 건강관리에 관한 의뢰

045 가정간호를 실시하는 의료기관의 장이 둘 수 있는 가정전문간호사 수로 옳은 것은?

① 1명 이상   ② 2명 이상   ③ 3명 이상   ④ 4명 이상   ⑤ 5명 이상

[정답] ②

[해설] 규칙 제24조(가정간호) ⑤ 가정간호를 실시하는 의료기관의 장은 가정전문간호사를 2명 이상 두어야 한다.

046 중환자실을 두는 종합병원의 경우 병상수로 옳은 것은?

① 100개 이상   ② 200개 이상   ③ 300개 이상   ④ 400개 이상   ⑤ 500개 이상

[정답] ③

[해설] 규칙 제34조(의료기관의 시설기준 및 규격) 법 제36조(준수사항)제1호에 따른 의료기관의 종류별 시설기준은 별표 3과 같고, 그 시설규격은 별표 4와 같다. [별표 3] 중환자실 기준 : 병상이 300개 이상인 종합병원은 중환자실을 반드시 두어야한다.

047 의료기관의 시설규격 가운데 입원실에 관한 내용이다. A와 B의 내용으로 옳은 것은?

> • 입원실에 설치하는 병상 수는 최대 (A)으로 하며, 병상 간 이격거리는 최소 (B)이상으로 한다.

	①	②	③	④	⑤
A	2병상	3병상	4병상	5병상	6병상
B	1.0m	1.5m	1.5m	2.0m	2.0m

[정답] ③

[해설] 규칙 제34조(의료기관의 시설기준 및 규격) 법 제36조(준수사항)제1호에 따른 의료기관의 종류별 시설기준은 별표 3과 같고, 그 시설규격은 별표 4와 같다. [별표 4] 입원실에 설치하는 병상 수는 최대 4병상으로 하며, 병상 간 이격거리는 최소 1.5m이상으로 한다.

048 500병상을 갖춘 종합병원의 경우 음압격리병실 설치 개수로 옳은 것은?

① 1개 이상   ② 2개 이상   ③ 3개 이상   ④ 4개 이상   ⑤ 5개 이상

[정답] ③

[해설] 규칙 제34조(의료기관의 시설기준 및 규격) 법 제36조(준수사항)제1호에 따른 의료기관의 종류별 시설기준은 별표 3과 같고, 그 시설규격은 별표 4와 같다. [별표 4] 병상이 300개 이상인 종합병원에는 보건복지부장관이 정하는 기준에 따라 전실(前室) 및 음압시설 등을 갖춘 1인 병실을 1개 이상 설치하되, 300병상을 기준으로 100병상 초과할 때 마다 1개의 음압격리병실을 추가로 설치하여야 한다.

049 의료기관의 시설규격 가운데 중환자실에 관한 내용이다. A와 B의 내용으로 옳은 것은?

> • 중환자실에 설치하는 병상은 벽으로부터 최소 (A)이상, 다른 병상으로부터 최소 (B)이상 이격하여 설치하여야한다.

	①	②	③	④	⑤
A	1.0m	1.2m	1.5m	1.8m	2.0m
B	1.5m	2.0m	2.0m	2.5m	2.5m

[정답] ②

[해설] 규칙 제34조(의료기관의 시설기준 및 규격) 법 제36조(준수사항)제1호에 따른 의료기관의
종류별 시설기준은 별표 3과 같고, 그 시설규격은 별표 4와 같다. [별표 4] 중환자실에 설치
하는 병상은 벽으로부터 최소 1.2m 이상, 다른 병상으로부터 최소 2m이상 이격하여 설치하
여야한다.

050 환자, 의료관계인, 그 밖의 의료기관 종사자의 안전을 위하여 의료기관을 개설하는 자
가 갖추어야할 시설로 옳지 않은 것은?

① 정화조 및 하수 시설

② 채광 · 환기에 관한 시설

③ 방사선 위해 방지에 관한 시설

④ 전기 · 가스 등의 위해 방지에 관한 시설

⑤ 방충, 쥐막기, 세균오염 방지에 관한 시설

[정답] ①

[해설] 규칙 제35조(의료기관의 안전관리시설) 의료기관을 개설하는 자는 법 제36조(준수사항)제2
호에 따라 환자, 의료관계인, 그 밖의 의료기관 종사자의 안전을 위하여 다음 각 호의 시설을
갖추어야 한다.

　　1. 화재나 그 밖의 긴급한 상황에 대처하기 위하여 필요한 시설

　　2. 방충, 쥐막기, 세균오염 방지에 관한 시설

　　3. 채광 · 환기에 관한 시설

　　4. 전기 · 가스 등의 위해 방지에 관한 시설

　　5. 방사선 위해 방지에 관한 시설

　　6. 그 밖에 진료과목별로 안전관리를 위하여 필수적으로 갖추어야 할 시설

051 요양병원의 입원 대상자로 옳은 것은?

가. 만성질환자	나. 감염병 환자
다. 노인성 질환자	라. 양극성 장애환자

① 가, 나, 다　　　　　② 가, 다　　　　　③ 나, 라

④ 라　　　　　⑤ 가, 나, 다, 라

[해설] 규칙 제36조(요양병원의 운영)

① 법 제36조제3호에 따른 요양병원의 입원 대상은 다음 각 호의 어느 하나에 해당하는 자로서 주로 요양이 필요한 자로 한다.

1. 노인성 질환자

2. 만성질환자

3. 외과적 수술 후 또는 상해 후 회복기간에 있는 자

052 요양병원 개설자가 환자의 움직임을 제한하거나 신체를 묶는 경우에 준수해야 할 사항으로 옳지 않은 것은?

① 환자의 움직임을 제한하거나 신체를 묶을 필요가 있는 경우에 최소한의 시간만 사용한다.

② 인지 기능, 심리 상태, 환경적 요인 등 환자의 상태를 충분히 파악한 후 신체보호대를 대신할 다른 방법이 없는 경우에 한하여 사용한다.

③ 의사는 신체보호대 사용 사유·방법·신체 부위, 종류 등을 적어 환자에 대한 신체보호대 사용을 처방하여야 한다.

④ 의료인은 의사의 처방만 있으면 환자에게 신체보호대 사용을 할 수 있다.

⑤ 신체보호대는 응급상황에서 쉽게 풀 수 있거나 즉시 자를 수 있는 방법으로 사용한다.

[정답] ④

[해설] 규칙 제36조(요양병원의 운영)

⑥ 요양병원 개설자가 요양병원에 입원한 환자의 안전을 위하여 환자의 움직임을 제한하거나 신체를 묶는 경우에 준수하여야 하는 사항은 별표 4의2와 같다.

별표 4의2 요양병원 개설자가 환자의 움직임을 제한하거나 신체를 묶는 경우에 준수해야 할 사항

1. "신체보호대"란 전신 혹은 신체 일부분의 움직임을 제한할 때 사용되는 물리적 장치 및 기구를 말한다.

2. 신체보호대는 입원 환자가 생명유지 장치를 스스로 제거하는 등 환자 안전에 위해가 발생할 수 있어 그 환자의 움직임을 제한하거나 신체를 묶을 필요가 있는 경우에 제3호에서 정하는 바에 따라 최소한의 시간만 사용한다.

3. 신체보호대 사용 사유 및 절차는 다음 각 목과 같다.

가. 주된 증상, 과거력(過去歷), 투약력(投藥歷), 신체 및 인지 기능, 심리 상태, 환경적 요

인 등 환자의 상태를 충분히 파악한 후 신체보호대를 대신할 다른 방법이 없는 경우에 한하여 신체보호대를 사용한다.

나. 의사는 신체보호대 사용 사유·방법·신체 부위, 종류 등을 적어 환자에 대한 신체보호대 사용을 처방하여야 한다.

다. 의료인은 의사의 처방에 따라 환자에게 신체보호대 사용에 대하여 충분히 설명하고 그 동의를 얻어야 한다. 다만, 환자가 의식이 없는 등 환자의 동의를 얻을 수 없는 경우에는 환자 보호자의 동의를 얻을 수 있다.

라. 다목에 따른 동의는 신체보호대 사용 사유·방법·신체 부위 및 종류, 처방한 의사와 설명한 의료인의 이름 및 처방·설명 날짜를 적은 문서로 얻어야 한다. 이 경우 다목 단서에 따라 환자의 보호자가 대신 동의한 경우에는 그 사유를 함께 적어야 한다.

4. 신체보호대를 사용하는 경우에는 다음 각 목을 준수하여야 한다.

가. 신체보호대는 응급상황에서 쉽게 풀 수 있거나 즉시 자를 수 있는 방법으로 사용한다.

나. 신체보호대를 사용하고 있는 환자의 상태를 주기적으로 관찰·기록하여 부작용 발생을 예방하며 환자의 기본 욕구를 확인하고 충족시켜야 한다.

다. 의료인은 신체보호대의 제거 또는 사용 신체 부위를 줄이기 위하여 환자의 상태를 주기적으로 평가하여야 한다.

5. 의사는 다음 각 목의 어느 하나에 해당하는 사유가 발생한 경우에는 신체보호대 사용을 중단한다.

가. 신체보호대의 사용 사유가 해소된 경우

나. 신체보호대를 대신하여 사용할 수 있는 다른 효과적인 방법이 있는 경우

다. 신체보호대의 사용으로 인하여 환자에게 부작용이 발생한 경우

6. 요양병원 개설자는 신체보호대 사용을 줄이기 위하여 연 1회 이상 의료인을 포함한 요양병원 종사자에게 신체보호대 사용에 관한 교육을 하여야 한다. 이 경우 신체보호대의 정의·사용 방법·준수 사항, 신체보호대를 사용할 경우 발생할 수 있는 부작용, 신체보호대 외의 대체수단 및 환자의 권리 등을 포함하여 교육하여야 한다.

053 병원의 경우 의사의 정원기준에 관한 내용이다. (A)와 (B)의 인원으로 옳은 것은?

> • 연평균 1일 입원환자수를 (A)명으로 나눈 수(소수점은 올림), 외래환자 (B) 명은 입원환자 1명으로 환산함.

	①	②	③	④	⑤
A	15	20	20	25	30
B	2	2	3	3	4

[정답] ③

[해설] 규칙 제38조(의료인 등의 정원)

① 법 제36조(준수사항)제5호에 따른 의료기관의 종류에 따른 의료인의 정원 기준에 관한 사항은 별표 5와 같다.

[종합병원, 병원, 의원]

의사 : 연평균 1일 입원환자수를 20명으로 나눈 수(소수점은 올림), 외래환자 3명은 입원환자 1명으로 환산함.

간호사 : 연평균 1일 입원환자수를 2.5명으로 나눈 수(소수점은 올림), 외래환자 12명은 입원환자 1명으로 환산함.

[요양병원]

의사 : 연평균 1일 입원환자수 80명까지는 2명으로 하되, 80명을 초과하는 입원환자는 매 40명마다 1명을 기준으로 함(한의사를 포함하여 환산함), 외래환자 3명은 입원환자 1명으로 환산함.

간호사 : 연평균 1일 입원환자 6명마다 1명을 기준으로 함(다만 간호조무사는 간호사 정원의 2/3 범위내에서 둘 수 있음), 외래환자 12명은 입원환자 1명으로 환산함.

054 종합병원의 경우 의사의 정원기준에 관한 내용이다. (A)와 (B)의 인원으로 옳은 것은?

> • 연평균 1일 입원환자수를 (A)명으로 나눈 수(소수점은 올림), 외래환자 (B) 명은 입원환자 1명으로 환산함.

	①	②	③	④	⑤
A	15	20	20	25	30
B	2	2	3	3	4

[정답] ③

[해설] 문제 053번 참조

055 종합병원의 경우 간호사의 정원기준에 관한 내용이다. (A)와 (B)의 인원으로 옳은 것은?

> • 연평균 1일 입원환자수를 (A)명으로 나눈 수(소수점은 올림), 외래환자 (B)명은 입원환자 1명으로 환산함.

	①	②	③	④	⑤
A	2	2.5	3	3.5	4
B	10	12	14	16	18

[정답] ②

[해설] 문제 053번 참조

056 요양병원의 경우 의사의 정원기준에 관한 내용이다. (A), (B), (C)의 인원으로 옳은 것은?

> • 연평균 1일 입원환자수 (A)명까지는 2명으로 하되, (A)명을 초과하는 입원 환자는 매 (B)명마다 1명을 기준으로 함(한의사를 포함하여 환산함), 외래환자 (C)명은 입원환자 1명으로 환산함.

	①	②	③	④	⑤
A	50	60	70	80	100
B	10	20	30	40	50
C	2	2	3	3	4

[정답] ④

[해설] 문제 053번 참조

057 요양병원의 경우 간호사의 정원기준에 관한 내용이다. (A), (B), (C)의 인원으로 옳은 것은?

> • 연평균 1일 입원환자 (A)명마다 1명을 기준으로 함(다만 간호조무사는 간호사 정원의 (B)범위 내에서 둘 수 있음), 외래환자 (C)명은 입원환자 1명으로 환산함.

	①	②	③	④	⑤
A	4	4	6	6	8
B	1/2	1/3	2/3	1/4	3/4
C	10	10	12	12	14

[정답] ③

[해설] 문제 053번 참조

058 520병상을 갖춘 종합병원의 경우 약사의 정원기준에 관한 내용이다. (A)와 (B)의 수로 옳은 것은?

> • 연평균 1일 입원환자를 (A)명으로 나눈 수와 외래환자 원내조제 처방전을 (B)매로 나눈 수를 합한 수 이상의 약사

	①	②	③	④	⑤
A	30	40	50	60	70
B	55	65	75	85	95

[정답] ③

[해설] 규칙 제38조(의료인 등의 정원) ① 법 제36조(준수사항)제5호에 따른 의료기관의 종류에 따른 의료인의 정원 기준에 관한 사항은 별표 5의2와 같다.

[상급종합병원]

약사 : 연평균 1일 입원환자를 30명으로 나눈 수와 외래환자 원내조제 처방전을 75매로 나눈 수를 합한 수 이상의 약사

[종합병원 500병상 이상]

약사 : 연평균 1일 입원환자를 50명으로 나눈 수와 외래환자 원내조제 처방전을 75매로 나눈 수를 합한 수 이상의 약사

[종합병원 300병상 이상, 500병상 미만]

약사 : 연평균 1일 입원환자를 80명으로 나눈 수와 외래환자 원내조제 처방전을 75매로 나눈 수를 합한 수 이상의 약사

[종합병원 300병상 미만]

약사 : 1인 이상

[병원]

약사 : 1인 이상. 다만, 100병상 이하의 경우에는 주당 16시간 이상의 시간제 근무약사를 둘 수 있다.

[요양병원]

약사 : 1인 이상 또는 한약사. 다만, 200병상 이하의 경우에는 주당 16시간 이상의 시간제 근무약사 또는 한약사를 둘 수 있다.

059 400병상을 갖춘 종합병원의 경우 약사의 정원기준에 관한 내용이다. (A)와 (B)의 수로 옳은 것은?

> • 연평균 1일 입원환자를 (A)명으로 나눈 수와 외래환자 원내조제 처방전을 (B)매로 나눈 수를 합한 수 이상의 약사

	①	②	③	④	⑤
A	60	70	80	90	100
B	55	65	75	85	95

[정답] ③

[해설] 문제 058번 참조

060 환자에게 제공되는 식사의 종류로 옳은 것은?
① 일반식과 특식　　② 일반식과 환자식　　③ 일반식과 치료식
④ 보호자식과 환자식　　⑤ 보호자식과 치료식

[정답] ③

[해설] 규칙 제39조(급식관리) 입원시설을 갖춘 종합병원·병원·치과병원·한방병원 또는 요양병원을 개설하는 자는 법 제36조(준수사항)제6호에 따라 별표 6에서 정하는 바에 따라 환자의 식사를 위생적으로 관리·제공하여야 한다.

[별표 6] 의료기관의 급식관리 기준

1. 환자의 영양관리에 관한 사항을 심의하기 위하여 병원장이나 부원장을 위원장으로 하는 영양관리위원회를 둔다.

2. 환자의 식사는 일반식과 치료식으로 구분하여 제공한다.

3. 환자급식을 위한 식단은 영양사가 작성하고 환자의 필요 영양량을 충족시킬 수 있어야 한다.

4. 환자음식은 뚜껑이 있는 식기나 밀폐된 배식차에 넣어 적당한 온도를 유지한 상태에서 공급하여야 한다.

5. 영양사는 완성된 식사를 평가하기 위하여 매 끼 검식(檢食)을 실시하며, 이에 대한 평가 결과를 검식부(檢食簿)에 기록하여야 한다.

6. 영양사는 의사가 영양지도를 의뢰한 환자에 대하여 영양 상태를 평가하고, 영양 상담

및 지도를 하며, 그 내용을 기록하여야 한다.

7. 식기와 급식용구는 매 식사 후 깨끗이 세척·소독하여야 하며, 전염성 환자의 식기는 일반 환자의 식기와 구분하여 취급하고, 매 식사 후 완전 멸균소독하여야 한다.

8. 수인성 전염병환자가 남긴 음식은 소독 후 폐기하여야 한다.

9. 병원장은 급식 관련 종사자에 대하여 연 1회 이상 정기건강진단을 실시하여야 하며, 종사자가 전염성 질병에 감염되었을 경우에는 필요한 조치를 취하여야 한다.

10. 병원장은 급식 관련 종사자에게 위생교육을 실시하여야 한다.

061 수인성 전염병환자가 남긴 음식의 처리기준으로 옳은 것은?
① 폐기　　　② 멸균　　　③ 멸균 후 저장　　　④ 멸균 후 폐기　　　⑤ 소독 후 폐기

[정답] ⑤
[해설] 문제 060번 참조

062 군 지역에서 1개월 이상 휴업을 하고자 할 때 신고기관장으로 옳은 것은?
① 군수　　　② 시장　　　③ 도지사　　　④ 보건소장　　　⑤ 보건복지부장관

[정답] ①
[해설] 의료법 제40조(폐업·휴업 신고와 진료기록부등의 이관) ①의료기관 개설자는 의료업을 폐업하거나 1개월 이상 휴업(입원환자가 있는 경우에는 1개월 미만의 휴업도 포함한다. 이하이 조에서 이와 같다)하려면 보건복지부령으로 정하는 바에 따라 관할 시장·군수·구청장에게 신고하여야 한다.

063 폐업이나 휴업 신고 시 진료기록부등의 이관에 관한 내용이다. (　　) 안의 기관장으로 옳은 것은?

> • 의료기관 개설자는 폐업 또는 휴업 신고를 할 때 제22조(진료기록부등)나 제23조(전자의무기록)에 따라 기록·보존하고 있는 진료기록부등을 (　　　)에게 넘겨야 한다.

① 관할 군수　　　　　　② 관할 시장　　　　　　③ 관할 도지사
④ 관할 보건소장　　　　⑤ 보건복지부장관

[정답] ④

064 구청장이 의료업의 폐업 또는 휴업 신고를 받은 경우에 확인해야할 사항으로 옳은 것은?

> 가. 환자의 권익 보호를 위한 조치를 하였는지 여부
> 나. 의료기관에서 나온 세탁물의 적정한 처리를 완료하였는지 여부
> 다. 진료기록부등(전자의무기록을 포함한다)을 적정하게 넘겼거나 직접 보관하고 있는지 여부
> 라. 폐업 또는 휴업하고자 하는 의료기관 직원들에 대한 임금 지급 여부

① 가, 나, 다   ② 가, 다   ③ 나, 라
④ 라   ⑤ 가, 나, 다, 라

[정답] ①

[해설] 시행령 제17조의2(폐업 · 휴업 시 조치사항) 시장 · 군수 · 구청장(자치구의 구청장을 말한다. 이하 같다)은 법 제40조(폐업 · 휴업 신고와 진료기록부등의 이관) 제1항에 따라 의료업의 폐업 또는 휴업 신고를 받은 경우에는 같은 조 제5항에 따라 다음 각 호의 사항에 대한 확인 조치를 하여야 한다.

   1. 법 제16조제1항에 따라 의료기관에서 나온 세탁물의 적정한 처리를 완료하였는지 여부
   2. 법 제40조제2항에 따라 법 제22조제1항에 따른 진료기록부등(전자의무기록을 포함한다)을 적정하게 넘겼거나 직접 보관하고 있는지 여부
   3. 법 제40조제4항에 따라 환자의 권익 보호를 위한 조치를 하였는지 여부
   4. 그 밖에 제1호부터 제3호까지의 규정에 준하는 사항으로서 의료업의 폐업 또는 휴업의 적정한 관리를 위하여 보건복지부장관이 특히 필요하다고 인정하는 사항

065 입원환자가 180명인 일반병원의 경우 당직 간호사의 수로 옳은 것은?
① 1명   ② 2명   ③ 3명   ④ 4명   ⑤ 5명

[정답] ②

[해설] 규칙 제39조의6(당직의료인) ① 법 제41조(당직의료인)제2항에 따라 각종 병원에 두어야 하는 당직의료인의 수는 입원환자 200명까지는 의사·치과의사 또는 한의사의 경우에는 1명, 간호사의 경우에는 2명을 두되, 입원환자 200명을 초과하는 200명마다 의사·치과의사 또는 한의사의 경우에는 1명, 간호사의 경우에는 2명을 추가한 인원 수로 한다.

② 제1항에도 불구하고 법 제3조제2항제3호라목에 따른 요양병원에 두어야 하는 당직의료인의 수는 다음 각 호의 기준에 따른다.

1. 의사·치과의사 또는 한의사의 경우에는 입원환자 300명까지는 1명, 입원환자 300명을 초과하는 300명마다 1명을 추가한 인원 수

2. 간호사의 경우에는 입원환자 80명까지는 1명, 입원환자 80명을 초과하는 80명마다 1명을 추가한 인원 수

066 입원환자가 240명인 요양병원의 경우 당직 간호사의 수로 옳은 것은?

① 1명 ② 2명 ③ 3명

④ 4명 ⑤ 5명

[정답] ③

[해설] 문제 065번 참조

067 감염관리실에서 근무하는 사람이 받아야할 교육 이수시간으로 옳은 것은?

① 매년 10시간 이상 ② 매년 12시간 이상 ③ 매년 14시간 이상

④ 매년 16시간 이상 ⑤ 매년 18시간 이상

[정답] ④

[해설] 규칙 제46조(감염관리실의 운영 등) ① 법 제47조(병원감염 예방)제1항에 따라 감염관리실에서 감염관리 업무를 수행하는 사람의 인력기준 및 배치기준은 별표 8의2와 같다.

② 제1항에 따라 감염관리실에 두는 인력 중 1명 이상은 감염관리실에서 전담 근무하여야 한다.

③ 제1항에 따라 감염관리실에서 근무하는 사람은 별표 8의3에서 정한 교육기준에 따라 교육을 받아야 한다. 교육이수시간 : 매년 16시간 이상.

068 환자를 다른 의료기관으로 전원(轉院)시키려 할 때 누구에게 사항을 알리고 승인을 요청하는가?

① 지역보건소장   ② 도지사 · 구청장

③ 시장 · 군수 · 구청장   ④ 관련 의료기관의 병원장

⑤ 보건복지부장관

[정답] ③

[해설] 규칙 제47조(입원환자의 전원) ① 법 제47조의2(입원환자의 전원)에서 "환자나 보호자의 동의를 받을 수 없는 등 보건복지부령으로 정하는 불가피한 사유"란 환자가 의사표시를 할 수 없는 상태에 있거나 보호자와 연락이 되지 않아 환자나 보호자의 동의를 받을 수 없는 경우를 말한다.

② 의료기관의 장은 법 제47조의2에 따라 환자를 다른 의료기관으로 전원(轉院)시키려면 시장 · 군수 · 구청장에게 다음 각 호의 사항을 알리고 승인을 요청해야 한다.

1. 환자가 현재 입원 중인 의료기관과 전원시키려는 의료기관의 명칭 · 주소 · 전화번호

2. 환자 또는 보호자의 성명 · 주민등록번호 · 주소 · 전화번호

3. 전원일자

4. 전원사유

069 의료기관의 장이 환자를 다른 의료기관으로 전원(轉院)시킬 때 신고 기관장에게 알려야 할 사항으로 옳은 것은?

> 가. 전원사유와 일자
> 나. 환자의 성명 · 주민등록번호 · 주소 · 전화번호
> 다. 전원시키려는 의료기관의 명칭 · 주소 · 전화번호
> 라. 환자의 가족관계 및 질병에 관한 병력과 처치과정

① 가, 나, 다   ② 가, 다   ③ 나, 라

④ 라   ⑤ 가, 나, 다, 라

[정답] ①

[해설] 문제 068번 참조

070 군 지역에서 의료법인이 정관을 변경하고자 할 때 허가기관장으로 옳은 것은?

① 군수   ② 시장   ③ 도지사

④ 보건소장   ⑤ 보건복지부장관

[정답] ③

[해설] 의료법 제48조(설립 허가 등) 의료법인이 재산을 처분하거나 정관을 변경하려면 시 · 도지사의 허가를 받아야 한다.

071 보건복지부장관의 승인이 없을 때 의료법인의 이사수로 옳은 것은?

① 3명 이상 10명 이하   ② 3명 이상 15명 이하   ③ 5명 이상 10명 이하

④ 5명 이상 15명 이하   ⑤ 5명 이상 20명 이하

[정답] ④

[해설] 의료법 제48조의2(임원) 의료법인에는 5명 이상 15명 이하의 이사와 2명의 감사를 두되, 보건복지부장관의 승인을 받아 그 수를 증감할 수 있다.

072 의료법인이 개설하는 의료기관에서 의료업무 외에 할 수 있는 부대사업으로 옳은 것은?

> 가. 장례식장의 설치 · 운영
> 나. 의료나 의학에 관한 조사 연구
> 다. 노인의료복지시설의 설치 · 운영
> 라. 일반음식점영업, 이용업, 미용업 등 의료기관 종사자 등의 편의시설

① 가, 나, 다   ② 가, 다   ③ 나, 라

④ 라   ⑤ 가, 나, 다, 라

[정답] ⑤

[해설] 의료법 제49조(부대사업) ①의료법인은 그 법인이 개설하는 의료기관에서 의료업무 외에 다음의 부대사업을 할 수 있다. 이 경우 부대사업으로 얻은 수익에 관한 회계는 의료법인의 다른 회계와 구분하여 계산하여야 한다.

1. 의료인과 의료관계자 양성이나 보수교육

2. 의료나 의학에 관한 조사 연구

3. 「노인복지법」 제31조제2호에 따른 노인의료복지시설의 설치 · 운영

4. 「장사 등에 관한 법률」 제29조제1항에 따른 장례식장의 설치 · 운영

5. 「주차장법」 제19조제1항에 따른 부설주차장의 설치 · 운영

6. 의료업 수행에 수반되는 의료정보시스템 개발 · 운영사업 중 대통령령으로 정하는 사업

7. 그 밖에 휴게음식점영업, 일반음식점영업, 이용업, 미용업 등 환자 또는 의료법인이 개
   설한 의료기관 종사자 등의 편의를 위하여 보건복지부령으로 정하는 사업

073 의료법인이 개설하는 의료기관에서 의료업무 외에 보건복지부령으로 정하는 부대사업
으로 옳은 것은?

> 가. 제과점영업, 위탁급식영업
> 나. 소매업 중 편의점, 슈퍼마켓
> 다. 체력단련장업 및 종합체육시설업
> 라. 장애인보조기구의 제조 · 개조 · 수리업

① 가, 나, 다　　　　　② 가, 다　　　　　③ 나, 라
④ 라　　　　　　　　　⑤ 가, 나, 다, 라

[정답] ⑤

[해설] 규칙 제60조(부대사업) 법 제49조(부대사업)제1항제7호에서 "휴게음식점영업, 일반음식점
영업, 이용업, 미용업 등 환자 또는 의료법인이 개설한 의료기관 종사자 등의 편의를 위하여
보건복지부령으로 정하는 사업"이란 다음 각 호의 사업을 말한다.

1. 휴게음식점영업, 일반음식점영업, 제과점영업, 위탁급식영업

2. 소매업 중 편의점, 슈퍼마켓, 자동판매기영업 및 서점

2의2. 의류 등 생활용품 판매업 및 식품판매업(건강기능식품 판매업은 제외한다). 다만,
의료법인이 직접 영위하는 경우는 제외한다.

3. 산후조리업

4. 목욕장업

5. 의료기기 임대 · 판매업. 다만, 의료법인이 직접 영위하는 경우는 제외한다.

6. 숙박업, 여행업 및 외국인환자 유치업

7. 수영장업, 체력단련장업 및 종합체육시설업

8. 장애인보조기구의 제조 · 개조 · 수리업

9. 다음 각 목의 어느 하나에 해당하는 업무를 하려는 자에게 의료법인이 개설하는 의료기

관의 건물을 임대하는 사업

가. 이용업 및 미용업

나. 안경 조제 · 판매업

다. 은행업

라. 의원급 의료기관 개설 · 운영(의료관광호텔에 부대시설로 설치하는 경우로서 진료과목이 의료법인이 개설하는 의료기관과 동일하지 아니한 경우로 한정한다)

074 대한민국의학한림원의 사업 범위가 아닌 것은?

① 종합병원 설립에 관한 구성 및 허가 사업

② 의학등의 분야별 중장기 연구 기획 및 건의

③ 보건의료인의 명예를 기리고 보전(保全)하는 사업

④ 의학등의 연구진흥에 필요한 조사 · 연구 및 정책자문

⑤ 의학등 및 국민건강과 관련된 사회문제에 관한 정책자문 및 홍보

[정답] ①

[해설] 의료법 제52조의2(대한민국의학한림원) 한림원은 다음 각 호의 사업을 한다.

1. 의학등의 연구진흥에 필요한 조사 · 연구 및 정책자문

2. 의학등의 분야별 중장기 연구 기획 및 건의

3. 의학등의 국내외 교류협력사업

4. 의학등 및 국민건강과 관련된 사회문제에 관한 정책자문 및 홍보

5. 보건의료인의 명예를 기리고 보전(保全)하는 사업

6. 보건복지부장관이 의학등의 발전을 위하여 지정 또는 위탁하는 사업

075 의료법인이 갖추어야할 서류 및 장부로 옳지 않은 것은?

① 정관

② 이사회 회의록

③ 재산대장 및 부채대장

④ 환자의 입원과 퇴원 현황

⑤ 수입 · 지출에 관한 장부 및 증명서류

[정답] ④

[해설] 규칙 제55조(서류 및 장부의 비치) ① 의료법인은 「민법」 제55조(재산목록과 사원명부)에 규정된 것 외에 다음 각 호의 서류와 장부를 갖추어 두어야 한다.

1. 정관
2. 임직원의 명부와 이력서
3. 이사회 회의록
4. 재산대장 및 부채대장
5. 보조금을 받은 경우에는 보조금관리대장
6. 수입·지출에 관한 장부 및 증명서류
7. 업무일지
8. 주무관청 및 관계 기관과 주고받은 서류

② 재산목록과 제1항제1호부터 제5호까지의 서류는 영구 보존하고, 제6호의 서류는 10년 보존하며, 그 밖의 서류는 3년 이상 보존하여야 한다.

076 의료법인의 이사회 회의록 보존기간으로 옳은 것은?

① 1년 ② 3년 ③ 6년
④ 10년 ⑤ 영구

[정답] ⑤
[해설] 문제 075번 참조

077 의료법인의 수입·지출에 관한 장부 및 증명서류의 보존기간으로 옳은 것은?

① 1년 ② 3년 ③ 6년
④ 10년 ⑤ 영구

[정답] ④
[해설] 문제 075번 참조

078 의료법에서 규정하고 있는 신의료기술의 의미로 옳은 것은?

① 기존의 의료기술을 발전시킨 것으로서 보건소장이 안전성·유효성을 평가할 필요성이 있다고 인정하는 것

② 기존의 의료기술을 발전시킨 것으로서 시·도지사가 안전성·유효성을 평가할 필요성이 있다고 인정하는 것

③ 새로 개발된 의료기술로서 시·도지사가 안전성·유효성을 평가할 필요성이 있다고 인정하는 것

④ 새로 개발된 의료기술로서 식품의약안전처장이 안전성·유효성을 평가할 필요성이 있다고 인정하는 것

⑤ 새로 개발된 의료기술로서 보건복지부장관이 안전성·유효성을 평가할 필요성이 있다고 인정하는 것

[정답] ⑤

[해설] 의료법 제53조(신의료기술의 평가) ①보건복지부장관은 국민건강을 보호하고 의료기술의 발전을 촉진하기 위하여 대통령령으로 정하는 바에 따라 제54조에 따른 신의료기술평가위원회의 심의를 거쳐 신의료기술의 안전성·유효성 등에 관한 평가(이하 "신의료기술평가"라 한다)를 하여야 한다.

②제1항에 따른 신의료기술은 새로 개발된 의료기술로서 보건복지부장관이 안전성·유효성을 평가할 필요성이 있다고 인정하는 것을 말한다.

079 신의료기술평가위원회 위원장으로 임명이 가능한 자로 옳은 것은?

① 한의사회에서 추천하는 자

② 소비자단체에서 추천하는 자

③ 보건의료정책 관련 업무를 담당하고 있는 보건복지부 소속 공무원

④ 보건의료정책 관련 업무를 담당하고 있는 보건복지부 소속 5급 이상의 공무원

⑤ 변호사 자격을 가진 자로서 보건의료와 관련된 업무에 5년 이상 종사한 경력이 있는자

[정답] ①

[해설] 의료법제54조(신의료기술평가위원회의 설치 등) ① 보건복지부장관은 신의료기술평가에 관한 사항을 심의하기 위하여 보건복지부에 신의료기술평가위원회(이하 "위원회"라 한다)를 둔다.

② 위원회는 위원장 1명을 포함하여 20명 이내의 위원으로 구성한다.

③ 위원은 다음 각 호의 자 중에서 보건복지부장관이 위촉하거나 임명한다. 다만, 위원장은 제1호 또는 제2호의 자 중에서 임명한다.

　1. 제28조제1항에 따른 의사회 · 치과의사회 · 한의사회에서 각각 추천하는 자

　2. 보건의료에 관한 학식이 풍부한 자

　3. 소비자단체에서 추천하는 자

　4. 변호사의 자격을 가진 자로서 보건의료와 관련된 업무에 5년 이상 종사한 경력이 있는 자

　5. 보건의료정책 관련 업무를 담당하고 있는 보건복지부 소속 5급 이상의 공무원

080 의료광고를 해서는 안 되는 내용으로 옳은 것은?

> 가. 객관적인 사실을 과장하는 내용의 광고
> 나. 다른 의료인등을 비방하는 내용의 광고
> 다. 수술 장면 등 직접적인 시술행위를 노출하는 내용의 광고
> 라. 다른 의료인등의 기능 또는 진료 방법과 비교하는 내용의 광고

① 가, 나, 다　　　　　　　　가, 다　　　　　　　③ 나, 라

④ 라　　　　　　　　⑤ 가, 나, 다, 라

[정답] ⑤

[해설] 의료법 제56조(의료광고의 금지 등) ②의료인등은 다음 각 호의 어느 하나에 해당하는 의료광고를 하지 못한다.

　1. 제53조에 따른 평가를 받지 아니한 신의료기술에 관한 광고

　2. 환자에 관한 치료경험담 등 소비자로 하여금 치료 효과를 오인하게 할 우려가 있는 내용의 광고

　3. 거짓된 내용을 표시하는 광고

　4. 다른 의료인등의 기능 또는 진료 방법과 비교하는 내용의 광고

　5. 다른 의료인등을 비방하는 내용의 광고

　6. 수술 장면 등 직접적인 시술행위를 노출하는 내용의 광고

　7. 의료인등의 기능, 진료 방법과 관련하여 심각한 부작용 등 중요한 정보를 누락하는 광고

　8. 객관적인 사실을 과장하는 내용의 광고

　9. 법적 근거가 없는 자격이나 명칭을 표방하는 내용의 광고

　10. 신문, 방송, 잡지 등을 이용하여 기사(記事) 또는 전문가의 의견 형태로 표현되는 광고

11. 제57조에 따른 심의를 받지 아니하거나 심의받은 내용과 다른 내용의 광고

12. 제27조제3항에 따라 외국인환자를 유치하기 위한 국내광고

13. 소비자를 속이거나 소비자로 하여금 잘못 알게 할 우려가 있는 방법으로 제45조에 따른 비급여 진료비용을 할인하거나 면제하는 내용의 광고

14. 각종 상장·감사장 등을 이용하는 광고 또는 인증·보증·추천을 받았다는 내용을 사용하거나 이와 유사한 내용을 표현하는 광고. 다만, 다음 각 목의 어느 하나에 해당하는 경우는 제외한다.

　가. 제58조에 따른 의료기관 인증을 표시한 광고

　나. 「정부조직법」 제2조부터 제4조까지의 규정에 따른 중앙행정기관·특별지방행정기관 및 그 부속기관, 「지방자치법」 제2조에 따른 지방자치단체 또는 「공공기관의 운영에 관한 법률」 제4조에 따른 공공기관으로부터 받은 인증·보증을 표시한 광고

　다. 다른 법령에 따라 받은 인증·보증을 표시한 광고

　라. 세계보건기구와 협력을 맺은 국제평가기구로부터 받은 인증을 표시한 광고 등 대통령령으로 정하는 광고

15. 그 밖에 의료광고의 방법 또는 내용이 국민의 보건과 건전한 의료경쟁의 질서를 해치거나 소비자에게 피해를 줄 우려가 있는 것으로서 대통령령으로 정하는 내용의 광고

081 의료광고에 관한 내용이다. (A), (B)의 내용으로 옳은 것은?

> • (A)인 사실을 과장하는 내용이나, 법적 근거가 없는 (B)이나 명칭을 표방하는 내용의 광고는 하지 못한다.

	①	②	③	④	⑤
A	객관적	객관적	주관적	주관적	일반적
B	면허	자격	인증	자격	인증

[정답] ②

[해설] 문제 080번 참조

082 의료기관의 인증기준으로 옳지 않은 것은?

① 환자 만족도

② 환자의 권리와 안전

③ 의료서비스의 제공과정 및 성과

④ 의료기관의 조직·인력관리 및 운영

⑤ 의료기관의 수익체계 및 성과급 실적

[정답] ⑤

[해설] 의료법 제58조의3(의료기관 인증기준 및 방법 등) 의료기관 인증기준은 다음 각 호의 사항을 포함하여야 한다.

　　1. 환자의 권리와 안전

　　2. 의료기관의 의료서비스 질 향상 활동

　　3. 의료서비스의 제공과정 및 성과

　　4. 의료기관의 조직·인력관리 및 운영

　　5. 환자 만족도

083 의료기관 인증의 유효기간으로 옳은 것은?

① 1년　　　　　　　　② 2년　　　　　　　　③ 3년

④ 4년　　　　　　　　⑤ 5년

[정답] ④

[해설] 의료법 제58조의3(의료기관 인증기준 및 방법 등) 인증의 유효기간은 4년으로 한다. 다만, 조건부인증의 경우에는 유효기간을 1년으로 한다.

084 의료기관의 인증 평가결과 및 인증등급에 대하여 이의가 있는 경우 이의신청서 제출기일로 옳은 것은?

① 통보받은 날부터 15일 내　　　　　② 통보받은 날부터 20일 내

③ 통보받은 날부터 25일 내　　　　　④ 통보받은 날부터 30일 내

⑤ 통보받은 날부터 40일 내

[정답] ④

[해설] 규칙 제64조의4(이의신청의 방법 및 처리 결과 통보) ① 의료기관의 장은 법 제58조의3(의료기관 인증기준 및 방법 등)제3항에 따라 통보받은 평가결과 및 인증등급에 대하여 이의가 있는 경우에는 그 통보받은 날부터 30일 내에 이의신청의 내용 및 사유가 포함된 별지 제23호의9서식의 이의신청서에 주장하는 사실을 증명할 수 있는 서류를 첨부하여 인증전담기관의 장에게 제출하여야 한다.

085 의료기관 인증마크의 사용기간으로 옳은 것은?

① 1년   ② 2년   ③ 3년

④ 4년   ⑤ 5년

[정답] ④

[해설] 규칙 제64조의6(인증마크의 도안 및 표시방법) ② 인증마크의 사용기간은 법 제58조의3(의료기관 인증기준 및 방법 등)제5항에 따른 의료기관 인증의 유효기간으로 한다.

086 의료기관 인증의 공표내용으로 옳지 않은 것은?

① 인증기준에 따른 평가결과

② 인증등급 및 인증의 유효기간

③ 해당 의료기관의 명칭 및 종별

④ 인증등급에 따른 의료서비스 변경사항

⑤ 해당 의료기관의 진료과목 등 일반현황

[정답] ④

[해설] 규칙 제64조의7(의료기관 인증의 공표) 인증전담기관의 장은 법 제58조의7제1항에 따라 다음 각 호의 사항을 인터넷 홈페이지 등에 공표하여야 한다.

1. 해당 의료기관의 명칭, 종별, 진료과목 등 일반현황

2. 인증등급 및 인증의 유효기간

3. 인증기준에 따른 평가결과

4. 그 밖에 의료의 질과 환자 안전의 수준을 높이기 위하여 보건복지부장관이 정하는 사항

087 의료기관인증위원회 위원의 위촉이나 임명권자로 옳은 것은?

① 시·도지사

② 의사협회회장

③ 의사협회이사장

④ 보건복지부장관

⑤ 의료기관인증위원회 이사장

[정답] ④

[해설] 시행령 제30조(의료기관인증위원회의 구성) 법 제58조의2(의료기관인증위원회)제1항에 따른 의료기관인증위원회(이하 "인증위원회"라 한다)의 위원은 다음 각 호의 구분에 따라 보건복지부장관이 임명하거나 위촉한다.

　1. 법 제28조(중앙회와 지부)에 따른 의료인 단체 및 법 제52조(의료기관단체 설립)에 따른 의료기관단체에서 추천하는 사람 5명

　2. 노동계, 시민단체(「비영리민간단체지원법」 제2조에 따른 비영리민간단체를 말한다), 소비자단체(「소비자기본법」 제29조에 따른 소비자단체를 말한다)에서 추천하는 사람 5명

　3. 보건의료 또는 의료기관 시설물 안전진단에 관한 학식과 경험이 풍부한 사람 3명

　4. 보건복지부 소속 3급 이상 공무원 또는 고위공무원단에 속하는 공무원 1명

088 의료기관인증위원회 위원의 구성원에 해당하지 않은 것은?

① 고위공무원단에 속하는 공무원

② 소비자단체에서 추천하는 사람

③ 응급구조사협회에서 추천하는 사람

④ 의료기관단체에서 추천하는 사람

⑤ 보건복지부 소속 3급 이상 공무원

[정답] ③

[해설] 문제 087번 참조

089 의료기관인증위원회 위원의 임기로 옳은 것은?

① 1년　　　　　　② 2년　　　　　　③ 3년

④ 4년　　　　　　⑤ 5년

[정답] ②

[해설] 시행령 제31조(위원의 임기) ① 제30조(의료기관인증위원회의 구성)제1호부터 제3호까지의
위원의 임기는 2년으로 한다.

② 위원의 사임 등으로 새로 위촉된 위원의 임기는 전임 위원 임기의 남은 기간으로 한다.

090 의료기관인증위원회 간사로 지명될 수 있는 사람으로 옳은 것은?

① 고위공무원단 소속 위원

② 시민단체 소속 위원

③ 소비자단체 소속 위원

④ 의료기관단체 소속 위원

⑤ 보건복지부 소속 위원

[정답] ⑤

[해설] 시행령 제31조의4(간사)

① 인증위원회에 인증위원회의 사무를 처리하기 위하여 간사 1명을 둔다.

② 간사는 보건복지부 소속 공무원 중에서 보건복지부장관이 지명한다.

091 의료인의 품위 손상 행위의 범위에 속하지 않은 것은?

① 비도덕적 진료행위

② 거짓 또는 과대 광고행위

③ 부당하게 많은 진료비를 요구하는 행위

④ 약물의 효과를 설명하고 추천하는 행위

⑤ 직무와 관련하여 부당하게 금품을 수수하는 행위

[정답] ④

[해설] 시행령 제32조(의료인의 품위 손상 행위의 범위) ① 법 제66조(자격정지 등)제2항에 따른 의
료인의 품위 손상 행위의 범위는 다음 각 호와 같다.

1. 학문적으로 인정되지 아니하는 진료행위(조산 업무와 간호 업무를 포함한다. 이하 같다)

2. 비도덕적 진료행위

3. 거짓 또는 과대 광고행위

3의2. 「방송법」 제2조제1호에 따른 방송, 「신문 등의 진흥에 관한 법률」 제2조제1
호 · 제2호에 따른 신문 · 인터넷신문 또는 「잡지 등 정기간행물의 진흥에 관한 법
률」 제2조제1호에 따른 정기간행물의 매체에서 다음 각 목의 건강 · 의학정보(의
학, 치의학, 한의학, 조산학 및 간호학의 정보를 말한다. 이하 같다)에 대하여 거짓
또는 과장하여 제공하는 행위

가. 「식품위생법」 제2조제1호에 따른 식품에 대한 건강 · 의학정보

나. 「건강기능식품에 관한 법률」 제3조제1호에 따른 건강기능식품에 대한 건강 · 의학
정보

다. 「약사법」 제2조제4호부터 제7호까지의 규정에 따른 의약품, 한약, 한약제제 또는
의약외품에 대한 건강 · 의학정보

라. 「의료기기법」 제2조제1항에 따른 의료기기에 대한 건강 · 의학정보

마. 「화장품법」 제2조제1호부터 제3호까지의 규정에 따른 화장품, 기능성화장품 또는
유기농화장품에 대한 건강 · 의학정보

4. 불필요한 검사 · 투약(投藥) · 수술 등 지나친 진료행위를 하거나 부당하게 많은 진료비
를 요구하는 행위

5. 전공의(專攻醫)의 선발 등 직무와 관련하여 부당하게 금품을 수수하는 행위

6. 다른 의료기관을 이용하려는 환자를 영리를 목적으로 자신이 종사하거나 개설한 의료
기관으로 유인하거나 유인하게 하는 행위

7. 자신이 처방전을 발급하여 준 환자를 영리를 목적으로 특정 약국에 유치하기 위하여 약
국개설자나 약국에 종사하는 자와 담합하는 행위

092 한지(限地) 의료인이 2개 시 · 도 이상에 걸쳐있는 지역으로 허가지역을 변경하려는 경
우 허가권자로 옳은 것은?

① 의사협회장

② 보건복지부장관

③ 국립중앙의료원장

④ 소재지 관할 보건소장

⑤ 소재지 관할 시 · 도지사

[해설] 규칙 제75조(한지 의료인의 허가지역 변경) ① 법 제79조(한지 의료인)제3항에 따라 한지(限地) 의료인이 그 허가지역을 변경하려는 경우에는 그 소재지를 관할하는 시·도지사의 허가를 받아야 한다. 다만, 다른 시·도로 변경하거나 2개 시·도 이상에 걸쳐있는 지역으로 변경하려는 경우에는 보건복지부장관의 허가를 받아야 한다.

093 태아 성 감별을 목적으로 임부를 진찰하거나 검사하였을 때의 면허정지기간으로 옳은 것은?

① 6개월 이내 ② 1년 범위 ③ 18개월 이내
④ 2년 범위 ⑤ 2년 이상

[정답] ②

[해설] 의료법 제66조(자격정지 등) ①보건복지부장관은 의료인이 다음 각 호의 어느 하나에 해당하면 1년의 범위에서 면허자격을 정지시킬 수 있다. 이 경우 의료기술과 관련한 판단이 필요한 사항에 관하여는 관계 전문가의 의견을 들어 결정할 수 있다.

1. 의료인의 품위를 심하게 손상시키는 행위를 한 때
2. 의료기관 개설자가 될 수 없는 자에게 고용되어 의료행위를 한 때
2의2. 제4조(의료인과 의료기관의 장의 의무) 제6항을 위반한 때
3. 제17조(진단서 등) 제1항 및 제2항에 따른 진단서·검안서 또는 증명서를 거짓으로 작성하여 내주거나 제22조제1항에 따른 진료기록부등을 거짓으로 작성하거나 고의로 사실과 다르게 추가기재·수정한 때
4. 제20조(태아 성 감별 행위 등 금지)를 위반한 경우
5. 제27조(무면허 의료행위 등 금지)제5항을 위반하여 의료인이 아닌 자로 하여금 의료행위를 하게 한 때
6. 의료기사가 아닌 자에게 의료기사의 업무를 하게 하거나 의료기사에게 그 업무 범위를 벗어나게 한 때
7. 관련 서류를 위조·변조하거나 속임수 등 부정한 방법으로 진료비를 거짓 청구한 때
8. 삭제
9. 제23조의5(부당한 경제적 이익등의 취득 금지)를 위반하여 경제적 이익등을 제공받은 때
10. 그 밖에 이 법 또는 이 법에 따른 명령을 위반한 때

094 의료인이 아닌 자로 하여금 의료행위를 하게 한 때의 면허정지기간으로 옳은 것은?

① 6개월 이내   ② 1년 범위   ③ 18개월 이내

④ 2년 범위   ⑤ 2년 이상

[정답] ②

[해설] 문제 093번 참조

095 간호조무사 교육훈련기관 지정 취소사유에 관한 내용이다. ( )안의 기간으로 옳은 것은?

> • 정당한 사유 없이 교육훈련 업무를 거부하거나 ( ) 이상 교육훈련을 실시하지 아니한 경우에는 간호조무사 교육훈련기관 지정을 취소할 수 있다.

① 3개월   ② 4개월   ③ 5개월

④ 6개월   ⑤ 1년

[정답] ①

[해설] 시행령 제41조(간호조무사 교육훈련기관 지정 취소사유) 법 제80조(간호조무사 자격)제3항에서 "거짓이나 그 밖의 부정한 방법으로 지정받는 등 대통령령으로 정하는 사유"란 다음 각 호의 사유를 말한다.

   1. 거짓이나 그 밖의 부정한 방법으로 지정받는 경우

   2. 간호조무사 교육훈련기관의 지정 기준에 미달하는 경우

   3. 정당한 사유 없이 교육훈련 업무를 거부하거나 3개월 이상 교육훈련을 실시하지 아니한 경우

   4. 거짓이나 그 밖의 부정한 방법으로 교육훈련 졸업증명서 또는 이수증명서를 발급한 경우

   5. 교육과정 및 교육내용이 법령에 위반되거나 교육훈련기관의 지정 목적을 달성하기 어렵다고 인정되는 경우

096 '의료유사업'으로 구분되는 직종으로 옳은 것은?

① 접골사, 침사, 구사

② 요양보호사, 침사, 구사

③ 침사, 구사, 진료보조사

④ 접골사, 구사, 간호조무사

⑤ 접골사, 침사, 응급구조사

[정답] ①

[해설] 의료법 제81조(의료유사업자) ① 이 법이 시행되기 전의 규정에 따라 자격을 받은 접골사(接骨士), 침사(鍼士), 구사(灸士)(이하 "의료유사업자"라 한다)는 제27조에도 불구하고 각 해당 시술소에서 시술(施術)을 업(業)으로 할 수 있다.

② 의료유사업자에 대하여는 이 법 중 의료인과 의료기관에 관한 규정을 준용한다. 이 경우 "의료인"은 "의료유사업자"로, "면허"는 "자격"으로, "면허증"은 "자격증"으로, "의료기관" 은 "시술소"로 한다.

③ 의료유사업자의 시술행위, 시술업무의 한계 및 시술소의 기준 등에 관한 사항은 보건복지부령으로 정한다.

097 의료행위가 이루어지는 장소에서 의료행위를 행하는 의료인을 폭행하여 상해에 이르게 한 경우의 벌칙으로 옳은 것은?

① 3년 이하의 징역 또는 1천만원 이상 5천만원 이하의 벌금

② 3년 이하의 징역 또는 3천만원 이상 7천만원 이하의 벌금

③ 5년 이하의 징역 또는 1천만원 이상 5천만원 이하의 벌금

④ 7년 이하의 징역 또는 1천만원 이상 7천만원 이하의 벌금

⑤ 7년 이하의 징역 또는 2천만원 이상 5천만원 이하의 벌금

[정답] ④

[해설] 의료법 제87조의2(벌칙) ① 제12조(의료기술 등에 대한 보호)제3항을 위반한 죄를 범하여 사람을 상해에 이르게 한 경우에는 7년 이하의 징역 또는 1천만원 이상 7천만원 이하의 벌금에 처하고, 중상해에 이르게 한 경우에는 3년 이상 10년 이하의 징역에 처하며, 사망에 이르게 한 경우에는 무기 또는 5년 이상의 징역에 처한다.

098 의료행위가 이루어지는 장소에서 의료행위를 행하는 의료인을 폭행하여 중상해에 이르게 한 경우의 벌칙으로 옳은 것은?

① 2년 이상 5년 이하의 징역

② 2년 이상 7년 이하의 징역

③ 3년 이상 7년 이하의 징역

④ 3년 이상 10년 이하의 징역

⑤ 5년 이상 10년 이하의 징역

[정답] ④

[해설] 문제 097번 참조

099 의료행위가 이루어지는 장소에서 의료행위를 행하는 의료인을 폭행하여 사망에 이르게 한 경우의 벌칙으로 옳은 것은?

① 2년 이상 5년 이하의 징역

② 2년 이상 7년 이하의 징역

③ 5년 이상 7년 이하의 징역

④ 무기 또는 5년 이하의 징역

⑤ 무기 또는 10년 이상의 징역

[정답] ④

[해설] 문제 097번 참조

100 전자의무기록 작성과 관리 업무를 하면서 알게 된 다른 사람의 정보를 누설한 의료기관 종사자에게 고소가 있을 때 처해지는 벌칙으로 옳은 것은?

① 2년 이하의 징역이나 1천만원 이하의 벌금

② 3년 이하의 징역이나 2천만원 이하의 벌금

③ 3년 이하의 징역이나 3천만원 이하의 벌금

④ 3년 이하의 징역이나 4천만원 이하의 벌금

⑤ 5년 이하의 징역이나 5천만원 이하의 벌금

[정답] ③

[해설] 의료법 제88조(벌칙) [제19조(정보 누설 금지)]에 해당하는 자는 3년 이하의 징역이나 3천만원 이하의 벌금에 처한다. [제19조(정보 누설 금지)] ①의료인이나 의료기관 종사자는 이 법이나 다른 법령에 특별히 규정된 경우 외에는 의료 · 조산 또는 간호업무나 제17조에 따른 진단서 · 검안서 · 증명서 작성 · 교부 업무, 제18조에 따른 처방전 작성 · 교부 업무, 제21조에 따른 진료기록 열람 · 사본 교부 업무, 제22조제2항에 따른 진료기록부등 보존 업무 및 제23조에 따른 전자의무기록 작성 · 보관 · 관리 업무를 하면서 알게 된 다른 사람의 정보를 누설하거나 발표하지 못한다.

101 태아 성 감별을 목적으로 임부를 진찰하거나 검사하는 경우의 벌칙으로 옳은 것은?

① 1년 이하의 징역이나 1천만원 이하의 벌금

② 1년 이하의 징역이나 2천만원 이하의 벌금

③ 2년 이하의 징역이나 1천만원 이하의 벌금

④ 2년 이하의 징역이나 2천만원 이하의 벌금

⑤ 3년 이하의 징역이나 2천만원 이하의 벌금

[정답] ④

[해설] 의료법 제88조의2(벌칙) 제20조(태아 성 감별 행위 등 금지)를 위반한 자는 2년 이하의 징역이나 2천만원 이하의 벌금에 처한다. 제20조(태아 성 감별 행위 등 금지) ①의료인은 태아 성 감별을 목적으로 임부를 진찰하거나 검사하여서는 아니 되며, 같은 목적을 위한 다른 사람의 행위를 도와서도 아니 된다.

② 의료인은 임신 32주 이전에 태아나 임부를 진찰하거나 검사하면서 알게 된 태아의 성(性)을 임부, 임부의 가족, 그 밖의 다른 사람이 알게 하여서는 아니 된다.

102 의료기관의 인증을 받지 아니하고 인증서나 인증마크를 제작 · 사용하는 경우의 벌칙으로 옳은 것은?

① 1년 이하의 징역이나 1천만원 이하의 벌금

② 1년 이하의 징역이나 2천만원 이하의 벌금

③ 2년 이하의 징역이나 1천만원 이하의 벌금

④ 2년 이하의 징역이나 2천만원 이하의 벌금

⑤ 3년 이하의 징역이나 2천만원 이하의 벌금

[해설] 의료법 제89조(벌칙) 다음 각 호의 어느 하나에 해당하는 자는 1년 이하의 징역이나 1천만원 이하의 벌금에 처한다. 제58조의6(인증서와 인증마크) ① 보건복지부장관은 인증을 받은 의료기관에 인증서를 교부하고 인증을 나타내는 표시(이하 "인증마크"라 한다)를 제작하여 인증을 받은 의료기관이 사용하도록 할 수 있다.

② 누구든지 제58조제1항에 따른 인증을 받지 아니하고 인증서나 인증마크를 제작·사용하거나 그 밖의 방법으로 인증을 사칭하여서는 아니 된다.

103 응급환자와 입원환자의 진료 등에 필요한 당직의료인을 두지 않은 경우의 벌칙으로 옳은 것은?

① 100만원 이하의 벌금

② 300만원 이하의 벌금

③ 500만원 이하의 벌금

④ 700만원 이하의 벌금

⑤ 1,000만원 이하의 벌금

[정답] ③

[해설] 의료법 제90조(벌칙) 제41조, 제42조제1항, 제48조제3항·제4항, 제77조제2항을 위반한 자나 제63조에 따른 시정명령을 위반한 자와 의료기관 개설자가 될 수 없는 자에게 고용되어 의료행위를 한 자는 500만원 이하의 벌금에 처한다. 제41조(당직의료인) ① 각종 병원에는 응급환자와 입원환자의 진료 등에 필요한 당직의료인을 두어야 한다.

104 생명 또는 신체에 중대한 위해를 발생하게 할 우려가 있는 수술을 하려면서 환자나 환자 의 법정대리인에게 설명이나 동의를 받지 않은 의료인에게 부과되는 과태료로 옳은 것은?

① 100만원 이하

② 300만원 이하

③ 500만원 이하

④ 700만원 이하

⑤ 1,000만원 이하

[정답] ②

[해설] 의료법 제92조(과태료) ① 다음 각 호의 어느 하나에 해당하는 자에게는 300만원 이하의 과태료를 부과한다. 제24조의2(의료행위에 관한 설명) ① 의사·치과의사 또는 한의사는 사람의 생명 또는 신체에 중대한 위해를 발생하게 할 우려가 있는 수술, 수혈, 전신마취(이하 이 조에서 "수술등"이라 한다)를 하는 경우 제2항에 따른 사항을 환자(환자가 의사결정능력이 없는 경우 환자의 법정대리인을 말한다. 이하 이 조에서 같다)에게 설명하고 서면(전자문서를 포함한다. 이하 이 조에서 같다)으로 그 동의를 받아야 한다. 다만, 설명 및 동의 절차로 인하여 수술등이 지체되면 환자의 생명이 위험하여지거나 심신상의 중대한 장애를 가져오는 경우에는 그러하지 아니하다.

제2장

감염병의 예방 및
관리에 관한 법률

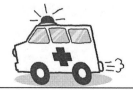

001 국민 건강에 위해가 되는 감염병의 발생과 유행을 방지하고, 그 예방 및 관리를 위하여 필요한 사항을 규정하는 법으로 옳은 것은?

① 지역보건법   ② 결핵예방법   ③ 감염병 예방법

④ 보건의료기본법   ⑤ 공공보건의료에 관한법률

[정답] ③

[해설] 감염병 예방법 : 법률 제1조(목적) 이 법은 국민 건강에 위해(危害)가 되는 감염병의 발생과 유행을 방지하고, 그 예방 및 관리를 위하여 필요한 사항을 규정함으로써 국민 건강의 증진 및 유지에 이바지함을 목적으로 한다.

002 '감염병 예방법'에서 사용하는 '감염병'의 정의에 해당하지 않는 것은?

① 제1급감염병   ② 제2급감염병   ③ 제5급감염병

④ 기생충감염병   ⑤ 생물테러감염병

[정답] ③

[해설] 법률 제2조(정의) "감염병"이란 제1급감염병, 제2급감염병, 제3급감염병, 제4급감염병, 기생충감염병, 세계보건기구 감시대상 감염병, 생물테러감염병, 성매개감염병, 인수(人獸)공통감염병 및 의료관련감염병을 말한다.

003 감염병의 정의를 서술한 내용이다. ( )안의 용어로 옳은 것은?

> • 생물테러감염병 또는 치명률이 높거나 집단 발생의 우려가 커서 발생 또는 유행 즉시 신고하여야 하고, 음압격리와 같은 높은 수준의 격리가 필요한 감염병을 ( )이라고 한다.

① 제1급감염병   ② 제2급감염병   ③ 인수(人獸)공통감염병

④ 의료관련감염병   ⑤ 세계보건기구 감시대상 감염병

[정답] ①

[해설] 법률 제2조(정의) "제1급감염병"이란 생물테러감염병 또는 치명률이 높거나 집단 발생의 우려가 커서 발생 또는 유행 즉시 신고하여야 하고, 음압격리와 같은 높은 수준의 격리가 필요한 감염병이다.

004 '제1급감염병'에 해당하지 않은 것은?

① 탄저   ② 두창   ③ 페스트

④ AIDS   ⑤ 디프테리아

[정답] ④

[해설] 법률 제2조(정의) "제1급감염병"이란 생물테러감염병 또는 치명률이 높거나 집단 발생의 우려가 커서 발생 또는 유행 즉시 신고하여야 하고, 음압격리와 같은 높은 수준의 격리가 필요한 감염병으로서 다음 각 목의 감염병을 말한다.

가. 에볼라바이러스병   나. 마버그열   다. 라싸열

라. 크리미안콩고출혈열   마. 남아메리카출혈열   바. 리프트밸리열

사. 두창   아. 페스트

자. 탄저   차. 보툴리눔독소증   카. 야토병

타. 신종감염병증후군   파. 중증급성호흡기증후군(SARS)

하. 중동호흡기증후군(MERS)   거. 동물인플루엔자 인체감염증

너. 신종인플루엔자   더. 디프테리아

005 감염병의 정의를 서술한 내용이다. ( )안의 용어로 옳은 것은?

> • 전파가능성을 고려하여 발생 또는 유행 시 24시간 이내에 신고하여야 하고, 격리가 필요한 감염병을 ( )이라고 한다.

① 제1급감염병   ② 제2급감염병   ③ 제3급감염병

④ 성매개감염병   ⑤ 세계보건기구 감시대상 감염병

[정답] ②

[해설] 법률 제2조(정의) "제2급감염병"이란 전파가능성을 고려하여 발생 또는 유행 시 24시간 이내에 신고하여야 하고, 격리가 필요한 다음 각 목의 감염병을 말한다.

가. 결핵(結核)   나. 수두(水痘)   다. 홍역(紅疫)   라. 콜레라

마. 장티푸스   바. 파라티푸스   사. 세균성이질

아. 장출혈성대장균감염증   자. A형간염   차. 백일해(百日咳)

카. 유행성이하선염(流行性耳下腺炎)   타. 풍진(風疹)   파. 폴리오

하. 수막구균 감염증   거. b형헤모필루스인플루엔자 너. 폐렴구균 감염증

더. 한센병　　　　　　　　러. 성홍열

머. 반코마이신내성황색포도알균(VRSA) 감염증

버. 카바페넴내성장내세균속균종(CRE) 감염증　　　　서. E형간염

006 '제2급감염병'에 해당하지 않은 것은?

① 홍역　　　　　　　② 콜레라　　　　　　③ A형간염

④ 유행성이하선염　　⑤ 중동호흡기증후군

[정답] ⑤

[해설] 법률 제2조(정의) 문제 005 참조

007 감염병의 정의를 서술한 내용이다. (　)안의 용어로 옳은 것은?

> • 발생을 계속 감시할 필요가 있어 발생 또는 유행 시 24시간 이내에 신고하여야 하는 감염병을 (　)이라고 한다.

① 제1급감염병　　　　② 제2급감염병　　　　③ 제3급감염병

④ 성매개감염병　　　　⑤ 세계보건기구 감시대상 감염병

[정답] ③

[해설] 법률 제2조(정의) "제3급감염병"이란 그 발생을 계속 감시할 필요가 있어 발생 또는 유행 시 24시간 이내에 신고하여야 하는 감염병을 말한다. 다만, 갑작스러운 국내 유입 또는 유행이 예견되어 긴급한 예방 · 관리가 필요하여 보건복지부장관이 지정하는 감염병을 포함한다.

008 감염병의 정의를 서술한 내용이다. (　)안의 용어로 옳은 것은?

> • 제1급감염병부터 제3급감염병까지의 감염병 외에 유행 여부를 조사하기 위하여 표본감시 활동이 필요한 감염병을 (　)이라고 한다.

① 제4급감염병　　　　② 제5급감염병　　　　③ 성매개감염병

④ 생물테러감염병　　　⑤ 세계보건기구 감시대상 감염병

[정답] ①

[해설] 법률 제2조(정의) "제4급감염병"이란 제1급감염병부터 제3급감염병까지의 감염병 외에 유행 여부를 조사하기 위하여 표본감시 활동이 필요한 감염병을 말한다.

009 '의료관련감염병'을 정의한 내용이다. (   )안의 내용으로 옳은 것은?

> • (   )등이 의료행위를 적용받는 과정에서 발생한 감염병으로서 감시활동이 필요하여 보건복지부장관이 고시하는 감염병

① 외래환자　　　　　② 응급환자　　　　　③ 환자와 보호자
④ 환자나 임산부　　　⑤ 요양병원 입원자

[정답] ④
[해설] 법률 제2조(정의) "의료관련감염병"이란 환자나 임산부 등이 의료행위를 적용받는 과정에서 발생한 감염병을 말한다.

010 '감염병환자'를 정의한 내용이다. (A)와 (B)안의 내용으로 옳은 것은?

> • 감염병의 병원체가 인체에 침입하여 (A)을 나타내는 사람으로서 진단 기준에 따른 의사, 치과의사 또는 한의사의 진단이나 보건복지부령으로 정하는 감염병병원체 확인기관의 (B)를(을) 통하여 확인된 사람.

	①	②	③	④	⑤
A	고열	염증	염증	증상	증상
B	최종진단	임상검사	연구	실험실 검사	연구실 검사

[정답] ④
[해설] 법률 제2조(정의) "감염병환자"란 감염병의 병원체가 인체에 침입하여 증상을 나타내는 사람으로서 제11조제6항의 진단 기준에 따른 의사, 치과의사 또는 한의사의 진단이나 보건복지부령으로 정하는 기관(이하 "감염병병원체 확인기관"이라 한다)의 실험실 검사를 통하여 확인된 사람을 말한다.

011 '감염병의사환자'의 정의로 옳은 것은?

① 감염병병원체가 인체에 침입하였으나 감염을 일으키지 않는 사람

② 감염병병원체가 인체에 침입하였으나 증상과 징후가 나타나지 않는 사람

③ 감염병병원체가 인체에 침입하여 증상이 나타나기 시작하는 단계에 있는 사람

④ 감염병병원체가 인체에 침입한 것으로 의심되어 감염병환자로 확인되는 단계에 있는 사람

⑤ 감염병병원체가 인체에 침입한 것으로 의심이 되나 감염병환자로 확인되기 전 단계에 있는 사람

[정답] ⑤

[해설] 법률 제2조(정의) '감염병의사환자'란 감염병병원체가 인체에 침입한 것으로 의심이 되나 감염병환자로 확인되기 전 단계에 있는 사람을 말한다.

012 '관리대상 해외 신종감염병'을 정의한 내용이다. (A)와 (B)안의 내용으로 옳은 것은?

> • 기존 감염병의 (A) 또는 기존에 알려지지 아니한 새로운 병원체에 의해 발생하여 (B)으로 보건문제를 야기하고 국내 유입에 대비하여야 하는 감염병

	①	②	③	④	⑤
A	변이 및 변종	돌연변이	변이 및 변종	돌연변이	변종 및 아종
B	국제적	국제적	세계적	국제적	세계적

[정답] ①

[해설] 법률 제2조(정의) "관리대상 해외 신종감염병"이란 기존 감염병의 변이 및 변종 또는 기존에 알려지지 아니한 새로운 병원체에 의해 발생하여 국제적으로 보건문제를 야기하고 국내 유입에 대비하여야 하는 감염병으로서 보건복지부장관이 지정하는 것을 말한다.

013 감염병의 예방 및 관리를 위하여 국가 및 지방자치단체에서 수행하는 사업으로 옳지 않은 것은?

① 감염병환자등의 진료 및 보호　　② 감염병에 관한 교육 및 홍보

③ 감염환자에 대한 항체검사 지원　　④ 감염병 예방을 위한 전문인력의 양성

⑤ 감염병 관리정보 교류 등을 위한 국제협력

[정답] ③

[해설] 법률 제4조(국가 및 지방자치단체의 책무) ② 국가 및 지방자치단체는 감염병의 예방 및 관리를 위하여 다음 각 호의 사업을 수행하여야 한다.

1. 감염병의 예방 및 방역대책

2. 감염병환자등의 진료 및 보호

3. 감염병 예방을 위한 예방접종계획의 수립 및 시행

4. 감염병에 관한 교육 및 홍보

5. 감염병에 관한 정보의 수집·분석 및 제공

6. 감염병에 관한 조사·연구

7. 감염병병원체 검사·보존·관리 및 약제내성 감시(藥劑耐性 監視)

8. 감염병 예방을 위한 전문인력의 양성

9. 감염병 관리정보 교류 등을 위한 국제협력

10. 감염병의 치료 및 예방을 위한 약품 등의 비축

11. 감염병 관리사업의 평가

12. 기후변화, 저출산·고령화 등 인구변동 요인에 따른 감염병 발생조사·연구 및 예방대책 수립

13. 한센병의 예방 및 진료 업무를 수행하는 법인 또는 단체에 대한 지원

14. 감염병 예방 및 관리를 위한 정보시스템의 구축 및 운영

15. 해외 신종감염병의 국내 유입에 대비한 계획 준비, 교육 및 훈련

16. 해외 신종감염병 발생 동향의 지속적 파악, 위험성 평가 및 관리대상 해외 신종감염병의 지정

17. 관리대상 해외 신종감염병에 대한 병원체 등 정보 수집, 특성 분석, 연구를 통한 예방과 대응 체계 마련, 보고서 발간 및 지침(매뉴얼을 포함한다) 고시

014 감염병환자에 관한 의료인의 권리에 해당하는 것으로 옳은 것은?

① 감염병 환자의 진단 등에 최선을 다하는 것

② 감염병 환자의 진료에 관한 정보를 제공받는 것

③ 보건복지부장관의 행정명령에 적극 협조하는 것

④ 감염병 환자의 관리·치료 등에 최선을 다하는 것

⑤ 지방자치단체가 수행하는 역학조사 업무에 적극 협조하는 것

[정답] ② [권리와 책임을 구분하여야 함]

[해설] 법률 제5조(의료인 등의 책무와 권리)

① 「의료법」에 따른 의료인 및 의료기관의 장 등은 감염병 환자의 진료에 관한 정보를 제공받을 권리가 있고, 감염병 환자의 진단 및 치료 등으로 인하여 발생한 피해에 대하여 보상받을 수 있다.

② 「의료법」에 따른 의료인 및 의료기관의 장 등은 감염병 환자의 진단·관리·치료 등에 최선을 다하여야 하며, 보건복지부장관 또는 지방자치단체의 장의 행정명령에 적극 협조하여야 한다.

③ 「의료법」에 따른 의료인 및 의료기관의 장 등은 국가와 지방자치단체가 수행하는 감염병의 발생 감시와 예방·관리 및 역학조사 업무에 적극 협조하여야 한다.

015 감염병에 대한 국민의 권리로 옳지 않은 것은?
① 국가의 감염병 예방활동에 참여할 권리
② 의료기관에서 감염병에 대한 진단을 받을 권리
③ 의료기관에서 감염병에 대한 치료를 받을 권리
④ 감염병 예방 및 관리 등에 관한 정보를 알 권리
⑤ 감염병으로 격리됨으로 인한 피해를 보상받을 수 있는 권리

[정답] ① [권리와 의무를 구분하여야 함]

[해설] 법률 제6조(국민의 권리와 의무)

① 국민은 감염병으로 격리 및 치료 등을 받은 경우 이로 인한 피해를 보상받을 수 있다.

② 국민은 감염병 발생 상황, 감염병 예방 및 관리 등에 관한 정보와 대응방법을 알 권리가 있고, 국가와 지방자치단체는 신속하게 정보를 공개하여야 한다.

③ 국민은 의료기관에서 이 법에 따른 감염병에 대한 진단 및 치료를 받을 권리가 있고, 국가와 지방자치단체는 이에 소요되는 비용을 부담하여야 한다.

④ 국민은 치료 및 격리조치 등 국가와 지방자치단체의 감염병 예방 및 관리를 위한 활동에 적극 협조하여야 한다.

016 보건복지부장관의 감염병 예방 및 관리 계획 수립시기로 옳은 것은?
① 1년마다   ② 3년마다   ③ 5년마다
④ 7년마다   ⑤ 10년마다

[정답] ③

[해설] 법률 제7조(감염병 예방 및 관리 계획의 수립 등) ① 보건복지부장관은 감염병의 예방 및 관리에 관한 기본계획(이하 "기본계획"이라 한다)을 5년마다 수립·시행하여야 한다.

017 보건복지부장관의 내성균 관리대책 수립시기로 옳은 것은?

① 1년마다 　　　　　② 3년마다 　　　　　③ 5년마다
④ 7년마다 　　　　　⑤ 10년마다

[정답] ③

[해설] 법률 제8조의3(내성균 관리대책)

① 보건복지부장관은 내성균 발생 예방 및 확산 방지 등을 위하여 제9조에 따른 감염병관리위원회의 심의를 거쳐 내성균 관리대책을 5년마다 수립·추진하여야 한다.

018 감염병 관련 지휘업무를 수행하기 위하여 상시 긴급상황실을 설치·운영할 수 있는 기관장으로 옳은 것은?

① 시·도지사 　　　　② 질병관리본부장 　　　③ 보건복지부장관
④ 감염병연구병원장 　⑤ 감염병전문병원장

[정답] ②

[해설] 법률 제8조의5(긴급상황실)

① 질병관리본부장은 감염병 정보의 수집·전파, 상황관리, 감염병이 유입되거나 유행하는 긴급한 경우의 초동조치 및 지휘 등의 업무를 수행하기 위하여 상시 긴급상황실을 설치·운영하여야 한다.

019 감염병 관리에 관한 주요 시책을 심의하기위한 감염병관리위원회를 둘 수 있는 기관으로 옳은 것은?

① 시·도보건소 　　　② 보건복지부 　　　　③ 질병관리본부
④ 감염병연구병원 　　⑤ 감염병전문병원

[정답] ②

[해설] 법률 제9조(감염병관리위원회)

① 감염병의 예방 및 관리에 관한 주요 시책을 심의하기 위하여 보건복지부에 감염병관리위원회(이하 "위원회"라 한다)를 둔다.

020 중증급성호흡기증후군(SARS)에 의한 사망환자를 보고 받은 병원장은 이 사실을 언제까지 관할 보건소장에게 신고해야 되는가?

① 즉시 　　　　　　② 24시간 이내 　　　　　③ 48시간 이내

④ 3일 이내 　　　　　⑤ 7일 이내

[정답] ①

[해설] 법률 제11조(의사 등의 신고)

① 의사, 치과의사 또는 한의사는 다음 각 호의 어느 하나에 해당하는 사실(제16조제6항에 따라 표본감시 대상이 되는 제4급감염병으로 인한 경우는 제외한다)이 있으면 소속 의료기관의 장에게 보고하여야 하고, 해당 환자와 그 동거인에게 보건복지부장관이 정하는 감염 방지 방법 등을 지도하여야 한다. 다만, 의료기관에 소속되지 아니한 의사, 치과의사 또는 한의사는 그 사실을 관할 보건소장에게 신고하여야 한다.

　1. 감염병환자등을 진단하거나 그 사체를 검안(檢案)한 경우

　2. 예방접종 후 이상반응자를 진단하거나 그 사체를 검안한 경우

　3. 감염병환자등이 제1급감염병부터 제3급감염병까지에 해당하는 감염병으로 사망한 경우

② 감염병병원체 확인기관의 소속 직원은 실험실 검사 등을 통하여 보건복지부령으로 정하는 감염병환자등을 발견한 경우 그 사실을 감염병병원체 확인기관의 장에게 보고하여야 한다.

③ 제1항 및 제2항에 따라 보고를 받은 의료기관의 장 및 감염병병원체 확인기관의 장은 제1급감염병의 경우에는 즉시, 제2급감염병 및 제3급감염병의 경우에는 24시간 이내에, 제4급감염병의 경우에는 7일 이내에 보건복지부장관 또는 관할 보건소장에게 신고하여야 한다.

021 수두에 의한 사망환자를 보고 받은 병원장은 이 사실을 언제까지 관할 보건소장에게 신고해야 되는가?

① 즉시 　　　　　　② 24시간 이내 　　　　　③ 48시간 이내

④ 3일 이내 　　　　　⑤ 7일 이내

[정답] ②

[해설] 문제 020 참조

022 쯔쯔가무시증에 의한 사망환자를 보고 받은 병원장은 이 사실을 언제까지 관할 보건소장에 게 신고해야 되는가?

① 즉시   ② 24시간 이내   ③ 48시간 이내
④ 3일 이내   ⑤ 7일 이내

[정답] ②

[해설] 문제 020 참조

023 수족구병에 의한 사망환자를 보고 받은 병원장은 이 사실을 언제까지 관할 보건소장에 게 신고해야 되는가?

① 즉시   ② 24시간 이내   ③ 48시간 이내   ④ 3일 이내   ⑤ 7일 이내

[정답] ⑤

[해설] 문제 020 참조

024 가족의 한사람이 제1급감염병으로 인해 사망한 경우 세대원이 신고해야할 기관장으로 옳은 것은?

① 병원장   ② 보건소장   ③ 시 · 도지사
④ 주민센터장   ⑤ 질병관리본부장

[정답] ②

[해설] 법률 제12조 (그 밖의 신고의무자)

① 다음 각 호의 어느 하나에 해당하는 사람은 제1급감염병부터 제3급감염병까지에 해당하는 감염병 중 보건복지부령으로 정하는 감염병이 발생한 경우에는 의사, 치과의사 또는 한의사의 진단이나 검안을 요구하거나 해당 주소지를 관할하는 보건소장에게 신고하여야 한다.

  1. 일반가정에서는 세대를 같이하는 세대주. 다만, 세대주가 부재 중인 경우에는 그 세대원

  2. 학교, 병원, 관공서, 회사, 공연장, 예배장소, 선박 · 항공기 · 열차 등 운송수단, 각종 사무소 · 사업소, 음식점, 숙박업소 또는 그 밖에 여러 사람이 모이는 장소로서 보건복지부령으로 정하는 장소의 관리인, 경영자 또는 대표자

② 제1항에 따른 신고의무자가 아니더라도 감염병환자등 또는 감염병으로 인한 사망자로 의심되는 사람을 발견하면 보건소장에게 알려야 한다.

025 인수공통감염병 발생을 신고 받은 구청장은 누구에게 이 사실을 통보해야 되는가?

① 보건소장   ② 가축병원장   ③ 관할지역 시장

④ 질병관리본부장   ⑤ 보건복지부장관

[정답] ④

[해설] 법률 제14조 (인수공통감염병의 통보)

① 「가축전염병예방법」 제11조제1항제2호에 따라 신고를 받은 국립가축방역기관장, 신고대상 가축의 소재지를 관할하는 시장·군수·구청장 또는 시·도 가축방역기관의 장은 같은 법에 따른 가축전염병 중 다음 각 호의 어느 하나에 해당하는 감염병의 경우에는 즉시 질병관리본부 장에게 통보하여야 한다. 〈개정 2019. 12. 3.〉

  1. 탄저

  2. 고병원성조류인플루엔자

  3. 광견병

  4. 그 밖에 대통령령으로 정하는 인수공통감염병

026 감염병 표본감시에 따른 표본감시의 대상이 되는 감염병으로 옳은 것은?

① 제1급감염병   ② 제2급감염병   ③ 제3급감염병

④ 제4급감염병   ⑤ 기생충감염병

[정답] ④

[해설] 법률 제16조 (감염병 표본감시 등)

① 보건복지부장관은 감염병의 표본감시를 위하여 질병의 특성과 지역을 고려하여 「보건의료기 본법」에 따른 보건의료기관이나 그 밖의 기관 또는 단체를 감염병 표본감시기관으로 지정할 수 있다.

⑥ 제1항에 따른 표본감시의 대상이 되는 감염병은 제4급감염병으로 하고, 표본감시기관의 지정 및 지정취소의 사유 등에 관하여 필요한 사항은 보건복지부령으로 정한다.

027 역학조사를 하기 위한 역학조사반을 설치하여야하는 기관장으로 옳은 것은?

① 종합병원장, 시 · 도지사 또는 시장 · 군수 · 구청장

② 의사협회장, 시 · 도지사 또는 시장 · 군수 · 구청장

③ 표본감시본부장, 시 · 도지사 또는 시장 · 군수 · 구청장

④ 질병관리본부장, 시 · 도지사 또는 시장 · 군수 · 구청장

⑤ 보건복지부장관, 시 · 도지사 또는 시장 · 군수 · 구청장

[정답] ④

[해설] 법률 제18조 (역학조사)

① 질병관리본부장, 시 · 도지사 또는 시장 · 군수 · 구청장은 감염병이 발생하여 유행할 우려가 있거나, 감염병 여부가 불분명하나 발병원인을 조사할 필요가 있다고 인정하면 지체 없이 역학조사를 하여야 하고, 그 결과에 관한 정보를 필요한 범위 에서 해당 의료기관에 제공하여야 한다. 다만, 지역확산 방지 등을 위하여 필요한 경우 다른 의료기관에 제공하여야 한다.

② 질병관리본부장, 시 · 도지사 또는 시장 · 군수 · 구청장은 역학조사를 하기 위하여 역학조사반을 각각 설치하여야 한다.

028 종사자의 건강진단에 관한 내용이다. (   )안의 감염병으로 옳은 것은?

> • (   )의 예방을 위하여 종사자의 건강진단이 필요한 직업으로 보건복지부령으로 정하는 직업에 종사하는 자와 (   )에 감염되어 그 전염을 매개할 상당한 우려가 있다고 시장 · 군수 · 구청장이 인정한 자는 보건복지부령으로 정하는 바에 따라 (   )에 관한 건강진단을 받아야 한다.

① 기생충감염병   ② 성매개감염병   ③ 제1급감염병

④ 제2급감염병   ⑤ 제3급감염병

[정답] ②

[해설] 법률 제19조 (건강진단) 성매개감염병의 예방을 위하여 종사자의 건강진단이 필요한 직업으로 보건복지부령으로 정하는 직업에 종사하는 자와 성매개감염병에 감염되어 그 전염을 매개할 상당한 우려가 있다고 시장 · 군수 · 구청장이 인정한 자는 보건복지부령으로 정하는 바에 따라 성매개감염병에 관한 건강진단을 받아야 한다.

029 감염병으로 사망한 것으로 의심이 되어 시체를 해부(解剖)할 경우, 해부를 담당할 수 있는 의사로 옳지 않은 것은?

① 법의학 전공자   ② 병리학 전공자   ③ 해부학 전공자
④ 감염병 전문의   ⑤ 응급의학전문의

[정답] ⑤

[해설] 법률 제20조 (해부명령)

① 질병관리본부장은 국민 건강에 중대한 위협을 미칠 우려가 있는 감염병으로 사망한 것으로 의심이 되어 시체를 해부(解剖)하지 아니하고는 감염병 여부의 진단과 사망의 원인규명을 할 수 없다고 인정하면 그 시체의 해부를 명할 수 있다.

③ 질병관리본부장은 감염병 전문의, 해부학, 병리학 또는 법의학을 전공한 사람을 해부를 담당하는 의사로 지정하여 해부를 하여야 한다.

030 식품이나 동식물, 그 밖의 환경 등으로부터 고위험병원체를 분리한 경우 신고할 사항으로 옳은 것은?

① 분리 목적   ② 분리 장소   ③ 분리 시각
④ 병원체 명칭   ⑤ 분리자 이름

[정답] ④

[해설] 법률 제21조 (고위험병원체의 분리, 분양 · 이동 및 이동신고)

① 감염병환자, 식품, 동식물, 그 밖의 환경 등으로부터 고위험병원체를 분리한 자는 지체 없이 고위험병원체의 명칭, 분리된 검체명, 분리 일자 등을 보건복지부장관에게 신고하여야 한다.

031 고위험병원체를 이동할 경우 이동 계획을 신고해야할 기관장으로 옳은 것은?

① 관할 보건소장   ② 관할 시 · 도지사   ③ 표본감시본부장
④ 질병관리본부장   ⑤ 보건복지부장관

[정답] ⑤

[해설] 법률 제21조 (고위험병원체의 분리, 분양 · 이동 및 이동신고)

③ 고위험병원체를 이동하려는 자는 사전에 고위험병원체의 명칭과 이동계획 등을 보건복지부장관에게 신고하여야 한다.

032 고위험병원체를 보유·관리하는 자가 보유현황 기록을 제출해야할 기관장으로 옳은 것은?

① 관할 보건소장　　　② 관할 시·도지사　　　③ 표본감시본부장

④ 질병관리본부장　　　⑤ 보건복지부장관

[정답] ④

[해설] 법률 제21조 (고위험병원체의 분리, 분양·이동 및 이동신고)

⑤ 고위험병원체를 보유·관리하는 자는 매년 고위험병원체 보유현황에 대한 기록을 작성하여 질병관리본부장에게 제출하여야 한다.

033 '생물테러감염병병원체'의 보유 허가권자로 옳은 것은?

① 관할 보건소장　　　② 관할 시·도지사　　　③ 표본감시본부장

④ 질병관리본부장　　　⑤ 보건복지부장관

[정답] ⑤

[해설] 법률 제23조의3(생물테러감염병병원체의 보유허가 등)

① 감염병의 진단 및 학술연구 등을 목적으로 생물테러감염병을 일으키는 병원체 중 보건복지부령으로 정하는 병원체(이하 "생물테러감염병병원체"라 한다)를 보유하고자 하는 자는 사전에 보건복지부장관의 허가를 받아야 한다.

034 '고위험병원체'의 취급이 가능한 자로 옳지 않은 것은?

① 전문대학 이상의 대학에서 보건의료 분야를 전공하고 졸업한 자

② 전문대학 이상의 대학에서 생물 관련 분야를 전공하고 졸업한 자

③ 고등학교를 졸업한 사람으로서 4년 이상의 보건의료 분야의 경력이 있는 자

④ 고등기술학교를 졸업한 사람으로서 4년 이상의 생물 관련 분야의 경력이 있는 자

⑤ 전문대학 이상의 대학을 졸업하고 보건의료 외의 분야를 전공하고 3년 이상의 보건의료 분야의 경력이 있는 자

[정답] ⑤

[해설] 법률 제23조의4(고위험병원체의 취급 기준)

① 고위험병원체는 다음 각 호의 어느 하나에 해당하는 사람만 취급할 수 있다.

1. 「고등교육법」 제2조제4호에 따른 전문대학 이상의 대학에서 보건의료 또는 생물 관련 분야를 전공하고 졸업한 사람 또는 이와 동등한 학력을 가진 사람

2. 「고등교육법」 제2조제4호에 따른 전문대학 이상의 대학을 졸업한 사람 또는 이와 동등 이상의 학력을 가진 사람으로서 보건의료 또는 생물 관련 분야 외의 분야를 전공하고 2년 이상의 보건의료 또는 생물 관련 분야의 경력이 있는 사람

3. 「초·중등교육법」 제2조제3호에 따른 고등학교·고등기술학교를 졸업한 사람 또는 이와 동등 이상의 학력을 가진 사람으로서 4년 이상의 보건의료 또는 생물 관련 분야의 경력이 있는 사람

035 필수예방접종을 해야 되는 질병으로 옳은 것은?

① 매독 ② C형간염 ③ 디프테리아

④ 패혈성 인두염 ⑤ 단순포진바이러스

[정답] ③

[해설] 법률 제24조 (필수예방접종)

① 특별자치도지사 또는 시장·군수·구청장은 다음 각 호의 질병에 대하여 관할 보건소를 통하여 필수예방접종(이하 "필수예방접종"이라 한다)을 실시하여야 한다.

1. 디프테리아 . 폴리오 3. 백일해
4. 홍역 5. 파상풍 6. 결핵
7. B형간염 8. 유행성이하선염 9. 풍진
10. 수두 11. 일본뇌염 12. b형헤모필루스인플루엔자
13. 폐렴구균 14. 인플루엔자 15. A형간염
16. 사람유두종바이러스 감염증
17. 그 밖에 보건복지부장관이 감염병의 예방을 위하여 필요하다고 인정하여 지정하는 감염병

036 감염병 위기관리대책에 포함되어야하는 사항으로 옳지 않은 것은?

① 감염병의 종류별 분류작업

② 재난상황 발생에 대한 대응체계

③ 의료용품의 비축방안 및 조달방안

④ 해외 신종감염병 유입에 대한 대응체계

⑤ 감염병위기 시 동원하여야 할 의료기관의 명부 작성

[정답] ①

[해설] 법률 제34조 (감염병 위기관리대책의 수립·시행)

① 보건복지부장관은 감염병의 확산 또는 해외 신종감염병의 국내 유입으로 인한 재난상황에 대처하기 위하여 위원회의 심의를 거쳐 감염병 위기관리대책(이하 "감염병 위기관리대책"이라 한다)을 수립·시행하여야 한다.

② 감염병 위기관리대책에는 다음 각 호의 사항이 포함되어야 한다.

1. 재난상황 발생 및 해외 신종감염병 유입에 대한 대응체계 및 기관별 역할

2. 재난 및 위기상황의 판단, 위기경보 결정 및 관리체계

3. 감염병위기 시 동원하여야 할 의료인 등 전문인력, 시설, 의료기관의 명부 작성

4. 의료용품의 비축방안 및 조달방안

5. 재난 및 위기상황별 국민행동요령, 동원 대상 인력, 시설, 기관에 대한 교육 및 도상연습 등 실제 상황대비 훈련

6. 그 밖에 재난상황 및 위기상황 극복을 위하여 필요하다고 보건복지부장관이 인정하는 사항

037 감염병 전파를 막기 위한 방역조치로 옳지 않은 것은?

① 의료기관에 대한 업무 정지

② 감염병병원체에 오염된 물건의 세척

③ 감염병병원체에 오염된 장소에 대한 소독

④ 감염병병원체에 감염되었다고 의심되는 사람의 격리

⑤ 감염병병원체에 오염되었다고 인정되는 장소의 일시적 폐쇄

[정답] ②

[해설] 법률 제47조 (감염병 유행에 대한 방역 조치) 보건복지부장관, 시·도지사 또는 시장·군수·구청장은 감염병이 유행하면 감염병 전파를 막기 위하여 다음 각 호에 해당하는 모든 조치를 하거나 그에 필요한 일부 조치를 하여야 한다.

1. 감염병환자등이 있는 장소나 감염병병원체에 오염되었다고 인정되는 장소에 대한 다음 각 목의 조치

  가. 일시적 폐쇄

  나. 일반 공중의 출입금지

  다. 해당 장소 내 이동제한

  라. 그 밖에 통행차단을 위하여 필요한 조치

2. 의료기관에 대한 업무 정지

3. 감염병병원체에 감염되었다고 의심되는 사람을 적당한 장소에 일정한 기간 입원 또는 격리시키는 것

4. 감염병병원체에 오염되었거나 오염되었다고 의심되는 물건을 사용·접수·이동하거나 버리는 행위 또는 해당 물건의 세척을 금지하거나 태우거나 폐기처분하는 것

5. 감염병병원체에 오염된 장소에 대한 소독이나 그 밖에 필요한 조치를 명하는 것

6. 일정한 장소에서 세탁하는 것을 막거나 오물을 일정한 장소에서 처리하도록 명하는 것

038 감염병 예방을 위해 시·도지사가 할 수 있는 조치로 옳지 않은 것은?

① 관할 지역에 대한 교통의 일부를 차단하는 것

② 제례 등 여러 사람의 집합을 제한하거나 금지하는 것

③ 관할 지역에 대한 금융제재와 경제활동을 제한하는 것

④ 감염병 전파의 위험성이 있는 음식물의 판매를 금지하는 것

⑤ 화장실의 신설·개조·변경·폐지 또는 사용을 금지하는 것

[정답] ③

[해설] 법률 제49조 (감염병의 예방 조치)

① 보건복지부장관, 시·도지사 또는 시장·군수·구청장은 감염병을 예방하기 위하여 다음 각 호에 해당하는 모든 조치를 하거나 그에 필요한 일부 조치를 하여야 한다.

1. 관할 지역에 대한 교통의 전부 또는 일부를 차단하는 것

2. 흥행, 집회, 제례 또는 그 밖의 여러 사람의 집합을 제한하거나 금지하는 것

3. 시체 검안 또는 해부를 실시하는 것

4. 감염병 전파의 위험성이 있는 음식물의 판매·수령을 금지하거나 그 음식물의 폐기나 그 밖에 필요한 처분을 명하는 것

5. 인수공통감염병 예방을 위하여 살처분(殺處分)에 참여한 사람 또는 인수공통감염병에 드러난 사람 등에 대한 예방조치를 명하는 것

6. 감염병 전파의 매개가 되는 물건의 소지·이동을 제한·금지하거나 그 물건에 대하여 폐기, 소각 또는 그 밖에 필요한 처분을 명하는 것

7. 선박·항공기·열차 등 운송 수단, 사업장 또는 그 밖에 여러 사람이 모이는 장소에 의사를 배치하거나 감염병 예방에 필요한 시설의 설치를 명하는 것

8. 공중위생에 관계있는 시설 또는 장소에 대한 소독이나 그 밖에 필요한 조치를 명하거나 상수

도 · 하수도 · 우물 · 쓰레기장 · 화장실의 신설 · 개조 · 변경 · 폐지 또는 사용을 금지하는 것

9. 쥐, 위생해충 또는 그 밖의 감염병 매개동물의 구제(驅除) 또는 구제시설의 설치를 명하는 것

10. 일정한 장소에서의 어로(漁撈) · 수영 또는 일정한 우물의 사용을 제한하거나 금지하는 것

11. 감염병 매개의 중간 숙주가 되는 동물류의 포획 또는 생식을 금지하는 것

12. 감염병 유행기간 중 의료인 · 의료업자 및 그 밖에 필요한 의료관계요원을 동원하는 것

13. 감염병병원체에 오염된 건물에 대한 소독이나 그 밖에 필요한 조치를 명하는 것

14. 감염병병원체에 감염되었다고 의심되는 자를 적당한 장소에 일정한 기간 입원 또는 격리시키는 것

039 감염병 예방을 위해 구청장이 할 수 있는 조치로 옳지 않은 것은?

① 감염병 유행지역의 행정공무원을 동원하는 것

② 일정한 장소에서의 수영 또는 우물의 사용을 제한하는 것

③ 감염병 매개의 중간 숙주가 되는 동물류의 생식을 금지하는 것

④ 쥐 등 감염병 매개동물의 구제 또는 구제시설의 설치를 명하는 것

⑤ 감염병병원체에 감염되었다고 의심되는 자를 적당한 장소에 격리시키는 것

[정답] ①

[해설] 문제 038 참조

040 감염병 발생 등을 이유로 교육감이 휴업 또는 휴교를 명령하고자 할 때 협의 대상자로 옳은 것은?

① 보건소장   ② 국무총리   ③ 시 · 도지사

④ 질병관리본부장   ⑤ 보건복지부장관

[정답] ⑤

[해설] 법률 제50조 (그 밖의 감염병 예방 조치)

② 교육부장관 또는 교육감은 감염병 발생 등을 이유로 「학교보건법」 제2조제2호의 학교에 대하여 「초 · 중등교육법」 제64조에 따른 휴업 또는 휴교를 명령하거나 「유아교육법」 제31조에 따른 휴업 또는 휴원을 명령할 경우 보건복지부장관과 협의하여야 한다.

041 감염병 역학조사에 관한 사무를 처리하기 위한 보건복지부 소속 공무원 인원으로 옳은 것은?

① 5명 이상 　② 10명 이상 　③ 20명 이상 　④ 30명 이상 　⑤ 40명 이상

[정답] ④

[해설] 법률 제60조의2(역학조사관)

① 감염병 역학조사에 관한 사무를 처리하기 위하여 보건복지부 소속 공무원으로 30명 이상, 시·도 소속 공무원으로 각각 2명 이상의 역학조사관을 둔다. 다만, 시·도 역학조사관 중 1명 이상은 「의료법」 제2조제1항에 따른 의료인 중 의사로 임명하여야 하며, 시·도지사는 역학조사에 관한 사무를 처리하기 위하여 필요한 경우 시·군·구에도 역학조사관을 둘 수 있다.

042 홍역의 경우 예방접종에 드는 경비를 부담하는 주체로 옳은 것은?

① 본인 　② 보건소 　③ 보건복지부 　④ 시·군·구 　⑤ 질병관리본부

[정답] ④

[해설] 법률 제64조(특별자치도·시·군·구가 부담할 경비) 다음 각 호의 경비는 특별자치도와 시·군·구가 부담한다.

1. 제4조제2항제13호에 따른 한센병의 예방 및 진료 업무를 수행하는 법인 또는 단체에 대한 지원 경비의 일부
2. 제24조(필수예방접종)제1항 및 제25조(임시예방접종)제1항에 따른 예방접종에 드는 경비
3. 제24조제2항 및 제25조제2항에 따라 의료기관이 예방접종을 하는 데 드는 경비의 전부 또는 일부

043 한센병의 예방 및 진료 업무를 수행하는 단체에 대한 지원 경비부담 중, 시·도가 부담할 경비의 2분의 1 이상을 부담해야 할 기관으로 옳은 것은?

① 국가 　② 구청 　③ 보건소 　④ 질병관리본부 　⑤ 한센병 전문병원

[정답] ①

[해설] 법률 제65조(시·도가 부담할 경비) 다음 각 호의 경비는 시·도가 부담한다.

1. 제4조(국가 및 지방자치단체의 책무)제2항제13호에 따른 한센병의 예방 및 진료 업무를 수행하는 법인 또는 단체에 대한 지원 경비의 일부 법률 제68조(국가가 보조할 경비) 국가는 다음

각 호의 경비를 보조하여야 한다.

1. 제4조제2항제13호에 따른 한센병의 예방 및 진료 업무를 수행하는 법인 또는 단체에 대한 지원 경비의 일부
2. 제65조 및 제66조에 따라 시·도가 부담할 경비의 2분의 1 이상

044 고위험병원체의 반입 허가를 받지 아니하고 반입한 자가 받을 수 있는 벌칙으로 옳은 것은?

① 1년 이하의 징역 또는 1천만원 이하의 벌금
② 2년 이하의 징역 또는 2천만원 이하의 벌금
③ 3년 이하의 징역 또는 3천만원 이하의 벌금
④ 4년 이하의 징역 또는 4천만원 이하의 벌금
⑤ 5년 이하의 징역 또는 5천만원 이하의 벌금

[정답] ⑤

[해설] 법률 제77조(벌칙) 다음 각 호의 어느 하나에 해당하는 자는 5년 이하의 징역 또는 5천만원 이하의 벌금에 처한다.

1. 제22조(고위험병원체의 반입허가 등)제1항 또는 제2항을 위반하여 고위험병원체의 반입 허가를 받지 아니하고 반입한 자
2. 제23조(고위험병원체의 안전관리 등)의3제1항을 위반하여 보유허가를 받지 아니하고 생물테러감염병병원체를 보유한 자

045 보유허가를 받지 아니하고 생물테러감염병병원체를 보유한 자가 받을 수 있는 벌칙으로 옳은 것은?

① 1년 이하의 징역 또는 1천만원 이하의 벌금
② 2년 이하의 징역 또는 2천만원 이하의 벌금
③ 3년 이하의 징역 또는 3천만원 이하의 벌금
④ 4년 이하의 징역 또는 4천만원 이하의 벌금
⑤ 5년 이하의 징역 또는 5천만원 이하의 벌금

[정답] ⑤
[해설] 문제 044 참조

046 감염병 관련 업무에 종사하는 자가 업무상 알게 된 비밀을 누설한 경우 받을 수 있는 벌칙으로 옳은 것은?

① 1년 이하의 징역 또는 1천만원 이하의 벌금

② 2년 이하의 징역 또는 2천만원 이하의 벌금

③ 3년 이하의 징역 또는 3천만원 이하의 벌금

④ 4년 이하의 징역 또는 4천만원 이하의 벌금

⑤ 5년 이하의 징역 또는 5천만원 이하의 벌금

[정답] ③

[해설] 법률 제78조(벌칙) 다음 각 호의 어느 하나에 해당하는 자는 3년 이하의 징역 또는 3천만원 이하의 벌금에 처한다.

  3. 제74조(비밀누설의 금지)를 위반하여 업무상 알게 된 비밀을 누설한 자

047 정당한 사유 없이 역학조사를 거부·방해 또는 회피하는 경우 받을 수 있는 벌칙으로 옳은 것은?

① 1년 이하의 징역 또는 1천만원 이하의 벌금

② 2년 이하의 징역 또는 2천만원 이하의 벌금

③ 3년 이하의 징역 또는 3천만원 이하의 벌금

④ 4년 이하의 징역 또는 4천만원 이하의 벌금

⑤ 5년 이하의 징역 또는 5천만원 이하의 벌금

[정답] ②

[해설] 법률 제79조(벌칙) 다음 각 호의 어느 하나에 해당하는 자는 2년 이하의 징역 또는 2천만원 이하의 벌금에 처한다.

  1. 제18조(역학조사)제3항을 위반한 자

  5. 제76조의2(정보제공요청 등)제4항을 위반한 자

048 감염병 예방 및 감염 전파의 차단을 위하여 수집한 정보를 감염병 관련 업무 이외의 목적으로 사용한 경우 받을 수 있는 벌칙으로 옳은 것은?

① 1년 이하의 징역 또는 1천만원 이하의 벌금

② 2년 이하의 징역 또는 2천만원 이하의 벌금

③ 3년 이하의 징역 또는 3천만원 이하의 벌금

④ 4년 이하의 징역 또는 4천만원 이하의 벌금

⑤ 5년 이하의 징역 또는 5천만원 이하의 벌금

[정답] ②

[해설] 문제 047 참조

049 고등학교를 졸업한 사람으로서 2년 이상의 보건의료 또는 생물 관련 분야의 경력이 있는 사람이 고위험병원체를 취급 한 경우 받을 수 있는 벌칙으로 옳은 것은?

① 1년 이하의 징역 또는 1천만원 이하의 벌금

② 1년 이하의 징역 또는 2천만원 이하의 벌금

③ 2년 이하의 징역 또는 1천만원 이하의 벌금

④ 2년 이하의 징역 또는 2천만원 이하의 벌금

⑤ 3년 이하의 징역 또는 3천만원 이하의 벌금

[정답] ②

[해설] 법률 제79조의2(벌칙) 다음 각 호의 어느 하나에 해당하는 자는 1년 이하의 징역 또는 2천만원 이하의 벌금에 처한다.

1. 제23조의4(고위험병원체의 취급 기준)제1항을 위반하여 고위험병원체를 취급한 자

2. 제23조의4제2항을 위반하여 고위험병원체를 취급하게 한 자

3. 제76조의2(정보 제공 요청 등)제2항 후단을 위반하여 경찰관서의 장의 요청을 거부한 자

050 제1급감염병에 대하여 신고 의무를 위반하거나 거짓으로 보고한 의사에 대하여 부여할 수 있는 벌칙으로 옳은 것은?

① 100만원 이하의 벌금　　② 200만원 이하의 벌금　　③ 300만원 이하의 벌금

④ 400만원 이하의 벌금　　⑤ 500만원 이하의 벌금

[정답] ⑤

[해설] 법률 제79조의3(벌칙) 다음 각 호의 어느 하나에 해당하는 자는 500만원 이하의 벌금에 처한다.

1. 제1급감염병 및 제2급감염병에 대하여 제11조(의사 등의 신고)에 따른 보고 또는 신고 의무를 위반하거나 거짓으로 보고 또는 신고한 의사, 치과의사, 한의사, 군의관, 의료기관의 장 또는 감염병병원체 확인기관의 장

2. 제1급감염병 및 제2급감염병에 대하여 제11조(의사 등의 신고)에 따른 의사, 치과의사, 한의사, 군의관, 의료기관의 장 또는 감염병병원체 확인기관의 장의 보고 또는 신고를 방해한 자

051 제3급감염병 및 제4급감염병에 대하여 신고 의무를 위반하거나 거짓으로 보고한 의사에 대하여 부여할 수 있는 벌칙으로 옳은 것은?

① 100만원 이하의 벌금　　② 200만원 이하의 벌금　　③ 300만원 이하의 벌금
④ 400만원 이하의 벌금　　⑤ 500만원 이하의 벌금

[정답] ③

[해설] 법률 제80조(벌칙) 다음 각 호의 어느 하나에 해당하는 자는 300만원 이하의 벌금에 처한다.

1. 제3급감염병 및 제4급감염병에 대하여 제11조에 따른 보고 또는 신고 의무를 위반하거나 거짓으로 보고 또는 신고한 의사, 치과의사, 한의사, 군의관, 의료기관의 장, 감염병병원체 확인기관의 장 또는 감염병 표본감시기관

2. 제3급감염병 및 제4급감염병에 대하여 제11조에 따른 의사, 치과의사, 한의사, 군의관, 의료기관의 장, 감염병병원체 확인기관의 장 또는 감염병 표본감시기관의 보고 또는 신고를 방해한 자

052 제45조(업무 종사의 일시 제한)제②항의 내용은 다음과 같다.

제19조(건강진단)에 따른 성매개감염병에 관한 건강진단을 받아야 할 자가 건강진단을 받지 아니한 때에는 같은 조에 따른 직업에 종사할 수 없으며 해당 영업을 영위하는 자는 건강진단을 받지 아니한 자를 그 영업에 종사하게 하여서는 아니 된다.

위 사항을 위반 한 경우 부여할 수 있는 벌칙으로 옳은 것은?

① 100만원 이하의 벌금　　　　② 200만원 이하의 벌금
③ 300만원 이하의 벌금　　　　④ 400만원 이하의 벌금
⑤ 500만원 이하의 벌금

[정답] ②

[해설] 법률 제81조(벌칙) 다음 각 호의 어느 하나에 해당하는 자는 200만원 이하의 벌금에 처한다.

　　　9. 제45조제2항을 위반하여 성매개감염병에 관한 건강진단을 받지 아니한 자를 영업에 종사하게 한 자.

053 재난 시 의료인에 대한 거짓 진술 등의 금지를 위반하여 거짓 진술, 거짓 자료를 제출하거나 고의적으로 사실을 누락·은폐한 자에 대한 과태료로 옳은 것은?

① 300만원 이하　　　　② 500만원 이하　　　　③ 700만원 이하

④ 1,000만원 이하　　　⑤ 1,500만원 이하

[정답] ④

[해설] 제83조(과태료)

① 다음 각 호의 어느 하나에 해당하는 자에게는 1천만원 이하의 과태료를 부과한다.

　4. 제35조의2(재난 시 의료인에 대한 거짓 진술 등의 금지)를 위반하여 거짓 진술, 거짓 자료를 제출하거나 고의적으로 사실을 누락·은폐한 자

054 다음과 같은 의무를 위반한 경우의 과태료로 옳은 것은?

• 공동주택, 숙박업소 등 여러 사람이 거주하거나 이용하는 시설 중 대통령령으로 정하는 시설을 관리·운영하는 자는 보건복지부령으로 정하는 바에 따라 감염병 예방에 필요한 소독을 하여야 한다.

① 100만원 이하　　　　② 200만원 이하　　　　③ 300만원 이하

④ 500만원 이하　　　　⑤ 1,000만원 이하

[정답] ①

[해설] 제83조(과태료)

② 다음 각 호의 어느 하나에 해당하는 자에게는 100만원 이하의 과태료를 부과한다.

　3. 제51조제2항(소독의무)에 따른 소독을 하지 아니한 자

055 중앙감염병전문병원 지정을 위한 시설로 옳지 않은 것은?

① 음압격리병동
② 일반음압격리병상
③ 음압설비를 갖춘 수술실 2개 이상
④ 보호자를 위한 음압면회병동
⑤ 생물안전 3등급이상의 검사실

[정답] ④

[해설] 시행령 제1조의3(감염병전문병원의 지정 등)

① 법 제8조의2제1항에 따른 감염병전문병원(이하 "중앙감염병병원"이라 한다)으로 지정받을
수 있는 의료기관(「의료법」 제3조에 따른 의료기관을 말한다. 이하 "의료기관"이라 한다)은
「의료법」 제3조의3 또는 제3조의4에 따른 종합병원 또는 상급종합병원으로서 보건복지부장
관이 정하여 고시하는 의료기관으로 한다.

② 중앙감염병병원의 지정기준은 별표 1과 같다.

056 권역별 감염병전문병원 지정을 위한 시설로 옳지 않은 것은?

① 음압격리병동
② 일반음압격리병상
③ 음압설비를 갖춘 수술실 2개 이상
④ 고도음압격리병상
⑤ 중환자음압격리병상

[정답] ④

[해설] 시행령 제1조의4(권역별 감염병전문병원의 지정)

① 법 제8조의2제2항에 따른 권역별 감염병전문병원(이하 "권역별 감염병병원"이라 한다)으로 지
정받을 수 있는 의료기관은 「의료법」 제3조의3 또는 제3조의4에 따른 종합병원 또는 상급종
합병원으로서 보건복지부장관이 정하여 고시하는 의료기관으로 한다.

② 권역별 감염병병원의 지정기준은 별표 1의2와 같다.

057 내성균 관리대책의 수립 및 변경에 필요한 세부사항을 정할 수 있는 자로 옳은 것은?

① 시장
② 보건소장
③ 종합병원장
④ 질병관리본부장
⑤ 보건복지부장관

[정답] ⑤

[해설] 시행령 제1조의5(내성균 관리대책의 수립)

① 보건복지부장관은 법 제8조의3제1항에 따른 내성균 관리대책(이하 "내성균 관리대책"이라 한다)에 포함된 사항 중 보건복지부장관이 정하는 중요 사항을 변경하려는 경우에는 법 제9조제1항에 따른 감염병관리위원회의 심의를 거쳐야 한다.

② 보건복지부장관은 내성균 관리대책을 수립하거나 변경한 경우에는 보건복지부의 인터넷 홈페이지에 게재하고, 관계 중앙행정기관의 장, 「국민건강보험법」에 따른 건강보험심사평가원의 원장, 그 밖에 내성균 관련 기관·법인·단체의 장에게 그 내용을 알려야 한다.

③ 제1항 및 제2항에서 규정한 사항 외에 내성균 관리대책의 수립 및 변경에 필요한 세부 사항은 보건복지부장관이 정한다.

058 감염병관리위원회 위원 중 위촉위원의 임기로 옳은 것은?

① 1년　　　　② 2년　　　　③ 3년　　　　④ 4년　　　　⑤ 5년

[정답] ②

[해설] 시행령 제2조(감염병관리위원회 위원의 임무 및 임기)

① 법 제9조제1항에 따른 감염병관리위원회(이하 "위원회"라 한다) 위원장은 위원회를 대표하고 위원회의 사무를 총괄한다.

② 위원회 부위원장은 위원장을 보좌하며 위원장이 부득이한 사유로 직무를 수행할 수 없을 때에는 그 직무를 대행한다.

③ 위원회 위원 중 위촉위원의 임기는 2년으로 한다.

059 감염병이 발생하거나 유행할 가능성이 있어 관련 정보를 확보할 긴급한 필요가 있다고 인정하는 경우, 감염병환자가 제공할 정보의 내용으로 옳지 않은 것은?

① 이름　　　　　　② 성별　　　　　　③ 발병장소
④ 전화번호　　　　⑤ 주민등록번호

[정답] ③

[해설] 시행령 제11조(제공 정보의 내용) 법 제16조(감염병 표본감시 등)제7항에 따라 요구할 수 있는 정보의 내용에는 다음 각 호의 사항이 포함될 수 있다.

1. 감염병환자, 감염병의사환자 또는 병원체보유자(이하 "감염병환자등"이라 한다)의 성명·주민등록번호·성별·주소·전화번호·직업·감염병명·발병일 및 진단일

2. 감염병환자등을 진단한 의료기관의 명칭·주소지·전화번호 및 의사 이름

060 역학조사에 포함되어야 하는 내용으로 옳지 않은 것은?

① 감염병환자등의 인적 사항

② 감염병환자등에 관한 진료기록

③ 감염병의 감염원인 및 감염경로

④ 감염병환자의 예방접종약에 관한 사항

⑤ 감염병환자등의 발병일 및 발병 장소

[정답] ④

[해설] 시행령 제12조(역학조사의 내용)

① 법 제18조(역학조사)제1항에 따른 역학조사에 포함되어야 하는 내용은 다음 각 호와 같다.

  1. 감염병환자등의 인적 사항

  2. 감염병환자등의 발병일 및 발병 장소

  3. 감염병의 감염원인 및 감염경로

  4. 감염병환자등에 관한 진료기록

  5. 그 밖에 감염병의 원인 규명과 관련된 사항

② 법 제29조(예방접종에 관한 역학조사)에 따른 역학조사에 포함되어야 하는 내용은 다음 각 호와 같다.

  1. 예방접종 후 이상반응자의 인적 사항

  2. 예방접종기관, 접종일시 및 접종내용

  3. 예방접종 후 이상반응에 관한 진료기록

  4. 예방접종약에 관한 사항

  5. 그 밖에 예방접종 후 이상반응의 원인 규명과 관련된 사항

061 역학조사반의 구성에 관한 내용이다. (A)와 (B)의 인원으로 옳은 것은?

> • 중앙역학조사반은 (A)명 이상, 시 · 도역학조사반 및 시 · 군 · 구역학조사반은 각각 (B)명 이내의 반원으로 구성한다.

	①	②	③	④	⑤
A	10	15	20	25	30
B	10	15	15	20	20

[정답] ⑤

[해설] 시행령 제15조(역학조사반의 구성)

① 법 제18조(역학조사)제1항 및 제29조(예방접종에 관한 역학조사)에 따른 역학조사를 하기 위하여 질병관리본부에 중앙역학조사반을 두고, 시·도에 시·도역학조사반을 두며, 시·군·구(자치구를 말한다. 이하 같다)에 시·군·구역학조사반을 둔다.

② 중앙역학조사반은 30명 이상, 시·도역학조사반 및 시·군·구역학조사반은 각각 20명 이내의 반원으로 구성하고, 각 역학조사반의 반장은 법 제60조에 따른 방역관 또는 법 제60조의2에 따른 역학조사관으로 한다.

062 중앙역학조사반의 임무로 옳은 것은?
① 감염병에 대한 역학적인 연구
② 관할 지역 역학조사 결과 보고
③ 관할 지역 역학조사 계획의 수립, 시행 및 평가
④ 시·군·구역학조사반에 대한 기술지도 및 평가
⑤ 관할 지역 감염병의 발생·유행 사례 및 예방접종 후 이상반응의 발생 사례 수집, 분석 및 제공

[정답] ①

[해설] 시행령 제16조(역학조사반의 임무 등) ① 역학조사반의 임무는 다음 각 호와 같다.

1. 중앙역학조사반

가. 역학조사 계획의 수립, 시행 및 평가

나. 역학조사의 실시 기준 및 방법의 개발

다. 시·도역학조사반 및 시·군·구역학조사반에 대한 교육·훈련

라. 감염병에 대한 역학적인 연구

마. 감염병의 발생·유행 사례 및 예방접종 후 이상반응의 발생 사례 수집, 분석 및 제공

바. 시·도역학조사반에 대한 기술지도 및 평가

2. 시·도 역학조사반

가. 관할 지역 역학조사 계획의 수립, 시행 및 평가

나. 관할 지역 역학조사의 세부 실시 기준 및 방법의 개발

다. 중앙역학조사반에 관할 지역 역학조사 결과 보고

라. 관할 지역 감염병의 발생·유행 사례 및 예방접종 후 이상반응의 발생 사례 수집, 분석 및

제공

마. 시·군·구역학조사반에 대한 기술지도 및 평가

3. 시·군·구 역학조사반

가. 관할 지역 역학조사 계획의 수립 및 시행

나. 시·도역학조사반에 관할 지역 역학조사 결과 보고

다. 관할 지역 감염병의 발생·유행 사례 및 예방접종 후 이상반응의 발생 사례 수집, 분석 및 제공

063 고위험병원체의 반입 허가를 받으려는 자가 갖추어야할 요건으로 옳은 것은?

① 질병관리본부와 협약을 할 것

② 고위험병원체 관련 연구소를 둘 것

③ 고위험병원체 전담관리자를 둘 것

④ 관할보건소와 상시 연락체계를 갖출 것

⑤ 종합병원과 고위험병원체 연구를 위한 연계를 할 것

[정답] ③

[해설] 시행령 제17조(고위험병원체의 반입 허가 요건) 법 제22조(고위험병원체의 반입 허가 등)제1항에 따라 고위험병원체의 반입 허가를 받으려는 자는 다음 각 호의 요건을 모두 갖추어야 한다.

1. 법 제23조(고위험병원체의 안전관리 등)제1항에 따른 고위험병원체 취급시설(이하 "고위험병원체 취급시설"이라 한다)을 설치·운영할 것

2. 고위험병원체의 안전한 수송 및 비상조치 계획을 수립할 것

3. 고위험병원체 전담관리자를 둘 것

064 고위험병원체의 인수장소로 옳은 것은?

① 관할 보건소장이 정하는 장소

② 시·도지사가 정하는 장소

③ 반입허가를 받은 자가 결정하는 장소

④ 질병관리본부장이 정하는 장소

⑤ 보건복지부장관이 정하는 장소

[정답] ⑤

[해설] 시행령 제19조(고위험병원체 인수 장소 지정) 법 제22조(고위험병원체의 반입 허가 등)제3항에 따라 고위험병원체를 인수하여 이동하려는 자는 보건복지부장관이 정하는 장소 중에서 인수 장소를 지정하여야 한다.

065 다음과 같은 내용의 고위험병원체 취급시설의 안전관리 등급으로 옳은 것은?

> • 사람에게 감염되어 발병하더라도 치료가 용이한 질병을 일으킬 수 있는 고위험병원체를 취급하거나 이를 이용하는 실험을 실시하는 시설

① 1등급   ② 2등급   ③ 3등급
④ 4등급   ⑤ 5등급

[정답] ②

[해설] 시행령 제19조의2(고위험병원체 취급시설의 설치·운영 허가 및 신고)
① 고위험병원체 취급시설의 안전관리 등급의 분류와 허가 또는 신고의 대상이 되는 고위험병원체 취급시설은 별표 1의4와 같다.

066 다음과 같은 내용의 고위험병원체 취급시설의 안전관리 등급으로 옳은 것은?

> • 사람에게 감염되어 발병하였을 경우 증세가 심각할 수 있으나 치료가 가능한 질병을 일으킬 수 있는 고위험병원체를 취급하거나 이를 이용하는 실험을 실시하는 시설

① 1등급   ② 2등급   ③ 3등급
④ 4등급   ⑤ 5등급

[정답] ③

[해설] 시행령 제19조의2(고위험병원체 취급시설의 설치·운영 허가 및 신고)
① 고위험병원체 취급시설의 안전관리 등급의 분류와 허가 또는 신고의 대상이 되는 고위험병원체 취급시설은 별표 1의4와 같다.

067 고위험병원체 취급시설 변경허가신청서는 제출받은 날로부터 몇 일 이내에 변경허가를 통지해 주어야 하는가?

① 20일   ② 30일   ③ 40일

④ 50일   ⑤ 60일

[정답] ⑤

[해설] 시행령 제19조의3(고위험병원체 취급시설 변경허가 등)

① 법 제23조(고위험병원체의 안전관리 등)제3항 본문에 따라 변경허가를 받으려는 자는 보건복지부령으로 정하는 변경허가신청서에 허가사항의 변경사유와 변경내용을 증명하는 서류를 첨부하여 보건복지부장관에게 제출하여야 한다.

② 보건복지부장관은 제1항에 따른 변경허가신청서를 제출받은 날부터 60일 이내에 변경허가 여부를 신청인에게 통지하여야 한다. 이 경우 변경허가를 하는 때에는 보건복지부령으로 정하는 변경허가서를 발급하여야 한다.

068 고위험병원체 취급시설의 폐쇄신고는 제출받은 날로부터 몇 일 이내에 신고수리 여부를 통지해 주어야 하는가?

① 7일   ② 10일   ③ 14일

④ 20일   ⑤ 30일

[정답] ②

[해설] 시행령 제19조의5(고위험병원체 취급시설의 폐쇄신고 등)

① 법 제23조(고위험병원체의 안전관리 등)제5항에 따라 고위험병원체 취급시설의 폐쇄신고를 하려는 자는 보건복지부령으로 정하는 폐쇄신고서에 고위험병원체의 폐기처리를 증명하는 서류를 첨부하여 보건복지부장관에게 제출하여야 한다.

② 보건복지부장관은 제1항에 따른 폐쇄신고서를 제출받은 날부터 10일 이내에 신고수리 여부를 신고인에게 통지하여야 한다. 이 경우 신고를 수리하는 때에는 보건복지부령으로 정하는 폐쇄신고확인서를 발급하여야 한다.

069 고위험병원체 취급시설 허가 및 신고사항의 자료보완 기간으로 옳은 것은?

① 10일 이내   ② 20일 이내   ③ 30일 이내

④ 40일 이내   ⑤ 50일 이내

[정답] ③

[해설] 시행령 제19조의7(고위험병원체 취급시설 허가 및 신고사항의 자료보완) 보건복지부장관은 제19조의2에 따른 고위험병원체 취급시설 설치·운영 허가 또는 신고, 제19조의3에 따른 고위험병원체 취급시설 설치·운영 허가사항의 변경허가 및 변경신고, 제19조의4에 따른 고위험병원체 취급시설의 변경신고 및 제19조의5에 따른 고위험병원체 취급시설의 폐쇄신고를 위하여 제출된 자료의 보완이 필요하다고 판단하는 경우 30일 이내의 기간을 정하여 필요한 자료를 제출하게 할 수 있다. 이 경우 보완에 걸리는 기간은 제19조의2제4항·제6항, 제19조의3제2항 및 제19조의5제2항에 따른 결정기간에 산입하지 아니한다.

070 예방접종을 하는 보건소장이 예방접종을 받으려는 사람으로부터 받아야하는 동의로 옳은 것은?
① 예방접종 효과에 관한 사항
② 예방접종 부작용에 관한 수용
③ 예방접종 내역에 대한 확인 방법
④ 예방접종 방법에 관한 사항
⑤ 예방접종을 선택할 수 있다는 사실

[정답] ③

[해설] 시행령 제20조의2(예방접종 내역의 사전확인) 법 제24조(필수예방접종)제1항 및 제25조(임시예방접종)제1항에 따라 예방접종을 하는 보건소장과 법 제24조제2항(법 제25조제2항에서 준용하는 경우를 포함한다)에 따라 예방접종을 위탁받은 의료기관의 장(이하 "보건소장등"이라 한다)은 법 제26조의2(예방접종 내역의 사전확인)제1항 본문에 따라 예방접종을 받으려는 사람 또는 법정대리인에게 다음 각 호의 사항에 대하여 서면으로 동의를 받아야 한다.
1. 예방접종 내역을 확인한다는 사실
2. 예방접종 내역에 대한 확인 방법

071 보건소장등이 예방접종을 실시한 경우 예방접종통합관리시스템에 입력하여야하는 정보로 옳지 않은 것은?

① 예방접종 명칭

② 예방접종 연월일

③ 예방접종 후 부작용

④ 예방접종을 받은 사람의 성명

⑤ 예방접종을 받은 사람의 주민등록번호

[정답] ③

[해설] 시행령 제21조의3(예방접종 정보의 입력) 보건소장등이 예방접종을 실시한 경우에는 법 제33조의4(예방접종통합관리시스템의 구축·운영 등)제3항에 따라 같은 조 제1항에 따른 예방접종통합관리시스템(이하 "통합관리시스템"이라 한다)에 다음 각 호의 정보를 지체 없이 입력하여야 한다.

1. 예방접종을 받은 사람에 대한 다음 각 목의 정보

가. 성명

나. 주민등록번호. 다만, 예방접종을 받은 사람이 외국인이거나 외국국적동포인 경우에는 외국인등록번호 또는 국내거소신고번호를 말한다.

2. 예방접종의 내용에 대한 다음 각 목의 정보

가. 예방접종 명칭

나. 예방접종 차수

다. 예방접종 연월일

라. 예방접종에 사용된 백신의 이름

마. 예진(豫診)의사 및 접종의사의 성명

072 전파 위험이 높은 감염병 환자가 감염병관리기관에서 입원치료를 받는 경우 사업주에게 주는 유급휴가 지원비용산출 방법으로 옳은 것은?

① 보건복지부장관이 기획재정부장관과 협의하여 고시하는 금액에 근로자가 법에 따라 입원 또는 격리된 기간을 곱한 금액

② 보건복지부장관이 기획재정부장관과 협의하여 고시하는 금액에 근로자의 입원기간에 받을 수 있는 임금을 더한 금액

③ 보건복지부장관이 기획재정부장관과 협의하여 고시하는 금액에 근로자의 월 급여 임금을

더한 금액

④ 보건복지부장관이 기획재정부장관과 협의하여 고시하는 금액에 근로자가 가입한 보험금을 더한 금액

⑤ 보건복지부장관이 기획재정부장관과 협의하여 고시하는 금액에 근로자의 연봉을 더한 금액

[정답] ①

[해설] 시행령 제23조의2(유급휴가 비용 지원 등)

① 법 제41조의2(사업주의 협조의무)제3항에 따라 사업주에게 주는 유급휴가 지원비용은 보건복지부장관이 기획재정부장관과 협의하여 고시하는 금액에 근로자가 법에 따라 입원 또는 격리된 기간을 곱한 금액으로 한다.

073 감염병 예방에 필요한 소독을 하여야 하는 시설가운데 공중위생관리법에 따른 숙박업소의 경우 객실 수로 옳은 것은?

① 10실 이상   ② 15실 이상   ③ 20실 이상

④ 25실 이상   ⑤ 30실 이상

[정답] ③

[해설] 시행령 제24조(소독을 하여야 하는 시설) 법 제51조(소독 의무)제2항에 따라 감염병 예방에 필요한 소독을 하여야 하는 시설은 다음 각 호와 같다.

1. 「공중위생관리법」에 따른 숙박업소(객실 수 20실 이상인 경우만 해당한다), 「관광진흥법」에 따른 관광숙박업소

074 감염병 예방에 필요한 소독을 하여야 하는 시설가운데 여객자동차 운수사업법에 따른 운송버스로 옳지 않은 것은?

① 시내버스   ② 시외버스   ③ 마을버스

④ 장의자동차   ⑤ 어린이 통학버스

[정답] ⑤

[해설] 시행령 제24조(소독을 하여야 하는 시설) 법 제51조(소독 의무)제2항에 따라 감염병 예방에 필요한 소독을 하여야 하는 시설은 다음 각 호와 같다.

3. 「여객자동차 운수사업법」에 따른 시내버스·농어촌버스·마을버스·시외버스·전세버스·장의자동차, 「항공안전법」에 따른 항공기 및 「공항시설법」에 따른 공항시설, 「해운법」에 따른 여객선, 「항만법」에 따른 연면적 300제곱미터 이상의 대합실, 「철도사업법」 및 「도시철도법」에 따른 여객운송 철도차량과 역사(驛舍) 및 역 시설

075 감염병 예방에 필요한 소독을 하여야 하는 시설가운데 공연법에 따른 공연장의 객석 수 규모로 옳은 것은?

① 100석 이상   ② 200석 이상   ③ 300석 이상
④ 400석 이상   ⑤ 500석 이상

[정답] ③

[해설] 시행령 제24조(소독을 하여야 하는 시설) 법 제51조(소독 의무)제2항에 따라 감염병 예방에 필요한 소독을 하여야 하는 시설은 다음 각 호와 같다.

8. 「공연법」에 따른 공연장(객석 수 300석 이상인 경우만 해당한다)

076 감염병 예방에 필요한 소독을 하여야 하는 시설가운데 공동주택관리법에 따른 공동주택의 세대수 규모로 옳은 것은?

① 100세대 이상   ② 200세대 이상   ③ 300세대 이상
④ 400세대 이상   ⑤ 500세대 이상

[정답] ③

[해설] 시행령 제24조(소독을 하여야 하는 시설) 법 제51조(소독 의무)제2항에 따라 감염병 예방에 필요한 소독을 하여야 하는 시설은 다음 각 호와 같다.

13. 「공동주택관리법」에 따른 공동주택(300세대 이상인 경우만 해당한다)

077 시·군·구 소속 방역관의 자격기준으로 옳은 것은?

① 감염병 관련 분야의 연구실적이 있는 조교수 이상
② 감염병 관련 분야의 연구실적이 있는 부교수 이상
③ 감염병 관련 분야의 경험이 풍부한 3급 이상 공무원
④ 감염병 관련 분야의 경험이 풍부한 4급 이상 공무원
⑤ 감염병 관련 분야의 경험이 풍부한 5급 이상 공무원

[정답] ⑤

[해설] 시행령 제25조(방역관의 자격 및 직무 등) ① 법 제60조(방역관)제1항에 따른 방역관은 감염
병 관련 분야의 경험이 풍부한 4급 이상 공무원 중에서 임명한다. 다만, 시·군·구 소속 방
역관은 감염병 관련 분야의 경험이 풍부한 5급 이상 공무원 중에서 임명할 수 있다.

078 방역관이 가지는 감염병 발생지역의 현장에 대한 조치권한으로 옳지 않은 것은?

① 감염병병원체에 오염된 장소 또는 건물에 대한 소독

② 일정한 장소에서 세탁하는 것을 막는 조치

③ 감염병병원체에 오염된 지역의 인구이동 조사

④ 인수공통감염병에 드러난 사람 등에 대한 예방조치

⑤ 감염병병원체에 감염되었다고 의심되는 사람에 대한 격리조치

[정답] ③

[해설] 시행령 제25조(방역관의 자격 및 직무 등)

② 법 제60조(방역관)제3항에 따른 조치권한 외에 방역관이 가지는 감염병 발생지역의 현장에 대
한 조치권한은 다음 각 호와 같다.

1. 감염병병원체에 감염되었다고 의심되는 사람을 적당한 장소에 일정한 기간 입원조치 또는 격
리조치

2. 감염병병원체에 오염된 장소 또는 건물에 대한 소독이나 그 밖에 필요한 조치

3. 일정한 장소에서 세탁하는 것을 막거나 오물을 일정한 장소에서 처리하도록 명하는 조치

4. 인수공통감염병 예방을 위하여 살처분에 참여한 사람 또는 인수공통감염병에 드러나 사람 등
에 대한 예방조치

079 역학조사관의 역학조사에 관한 담당 업무로 옳지 않은 것은?

① 기술지도   ② 계획 수립   ③ 교육훈련

④ 결과 분석   ⑤ 백신 개발

[정답] ⑤

[해설] 시행령 제26조(역학조사관의 자격 및 직무 등)

② 역학조사관은 다음 각 호의 업무를 담당한다.

1. 역학조사 계획 수립

2. 역학조사 수행 및 결과 분석

3. 역학조사 실시 기준 및 방법의 개발

4. 역학조사 기술지도

5. 역학조사 교육훈련

6. 감염병에 대한 역학적인 연구

080 감염병의 예방 및 관리를 위해 A광역시 B구에서 1억5천만원의 경비가 소요되었다면, B구가 A광역시로 부터 보조받을 수 있는 금액으로 옳은 것은?

① 5천만 원   ② 7천만 원   ③ 9천만 원

④ 1억 원   ⑤ 1억 2천만 원

[정답] ④

[해설] 시행령 제27조(시·도의 보조 비율) 법 제66조(시·도가 보조할 경비)에 따른 시·도(특별자치도는 제외한다)의 경비 보조액은 시·군·구가 부담하는 금액의 3분의 2로 한다.

081 예방접종 등에 따른 피해로 입원을 한 경우 1일 간병비의 국가보상금으로 옳은 것은?

① 3만원   ② 5만원   ③ 7만원

④ 9만원   ⑤ 10만원

[정답] ②

[해설] 시행령 제29조(예방접종 등에 따른 피해의 보상 기준) 법 제71조(예방접종 등에 따른 피해의 국가보상)제1항에 따라 보상하는 보상금의 지급 기준은 다음 각 호와 같다.

1. 진료비: 예방접종피해로 발생한 질병의 진료비 중 「국민건강보험법」에 따라 보험자가 부담하거나 지급한 금액을 제외한 잔액 또는 「의료급여법」에 따라 의료급여기금이 부담한 금액을 제외한 잔액. 다만, 제3호에 따른 일시보상금을 지급받은 경우에는 진료비를 지급하지 아니한다.

2. 간병비: 입원진료의 경우에 한정하여 1일당 5만원

082 예방접종으로 인해 사망한 경우 일시보상금에 관한 내용이다. (   )안의 숫자로 옳은 것은?

> • 예방접종으로 인해 사망한 사람에 대한 일시보상금은 사망 당시의 「최저임금법」에 따른 월 최저임금액에 (   )을 곱한 금액에 상당하는 금액이다.

① 120　　　　　② 160　　　　　③ 200　　　　　④ 240　　　　　⑤ 280

[정답] ④

[해설] 시행령 제29조(예방접종 등에 따른 피해의 보상 기준) 법 제71조(예방접종 등에 따른 피해의 국가보상)제1항에 따라 보상하는 보상금의 지급 기준은 다음 각 호와 같다.

　4. 사망한 사람에 대한 일시보상금 : 사망 당시의 「최저임금법」에 따른 월 최저임금액에 240을 곱한 금액에 상당하는 금액

　5. 장제비: 30만원

083 예방접종 등에 따른 피해 보상을 위한 최종 결정권자로 옳은 것은?
① 시 · 군 보건소장　　　② 시 · 도지사　　　　　③ 시장 · 군수 · 구청장
④ 보건복지부장관　　　⑤ 질병관리본부장

[정답] ④

[해설] 시행령 제31조(예방접종 등에 따른 피해의 보상 절차)

④ 보건복지부장관은 제3항에 따라 보상을 하기로 결정한 사람에 대하여 제29조의 보상 기준에 따른 보상금을 지급한다.

084 보건복지부령으로 정하는 감염병의 병원체를 확인할 수 있는 기관으로 옳지 않은 것은?
① 국립검역소　　　　　② 대한결핵협회　　　　③ 보건환경연구원
④ 질병관리본부　　　　⑤ 국립 감염병연구소

[정답] ⑤

[해설] 시행규칙 제4조(감염병의 병원체를 확인할 수 있는 기관) 「감염병의 예방 및 관리에 관한 법률」 제2조(정의)제13호에서 "보건복지부령으로 정하는 기관"이란 다음 각 호의 기관을 말한다.

1. 질병관리본부

2. 국립검역소

3. 「보건환경연구원법」 제2조에 따른 보건환경연구원

4. 「지역보건법」 제10조에 따른 보건소

5. 「의료법」 제3조에 따른 의료기관(이하 "의료기관"이라 한다) 중 진단검사의학과 전문의가 상근(常勤)하는 기관

6. 「고등교육법」 제4조에 따라 설립된 의과대학

7. 「결핵예방법」 제21조에 따라 설립된 대한결핵협회(결핵환자의 병원체를 확인하는 경우만 해당한다)

8. 「민법」 제32조에 따라 한센병환자 등의 치료·재활을 지원할 목적으로 설립된 기관(한센병 환자의 병원체를 확인하는 경우만 해당한다)

9. 인체에서 채취한 검사물에 대한 검사를 국가, 지방자치단체, 의료기관 등으로부터 위탁받아 처리하는 기관 중 진단검사의학과 전문의가 상근(常勤)하는 기관

085 권역별 감염병전문병원의 병상규모에 관한 내용이다. ( )안의 병상 수로 옳은 것은?

> • 보건복지부령으로 정하는 권역별 감염병전문병원의 병상규모는 ( )병상 이상의 병상을 말한다.

① 16 ② 26 ③ 36 ④ 46 ⑤ 56

[정답] ③

[해설] 시행규칙 제5조의3(권역별 감염병전문병원의 병상규모) 법 제8조의2(감염병병원)제2항에 서 "보건복지부령으로 정하는 일정규모 이상의 병상"이란 36병상 이상의 병상을 말한다.

086 의사, 치과의사, 한의사 등이 예방접종 후 이상반응을 신고하고자 할 때의 기관장으로 옳은 것은?

① 시·도지사 ② 의사협회장 ③ 감염병 전문병원장

④ 보건복지부장관 ⑤ 질병관리본부장

[정답] ⑤

[해설] 시행규칙 제7조(의사 등의 예방접종 후 이상반응 신고)

① 법 제11조(의사 등의 신고)제1항 각 호 외의 부분 단서, 제3항 및 제4항에 따라 같은 조 제1항제2호에 해당하는 사실을 신고하려는 의사, 치과의사, 한의사, 의료기관의 장 또는 소속 부대장은 별지 제2호서식의 예방접종 후 이상반응 발생신고서(전자문서로 된 신고서를 포함한다)를 질병관리본부장에게 정보시스템을 이용하여 제출하거나 이상반응자의 소재지를 관할하는 보건소장에게 정보시스템 또는 팩스를 이용하여 제출해야 한다.

087 감염병환자 등의 파악 및 관리에 따른 예방접종 후 이상반응자의 명부 보관기간으로 옳은 것은?

① 2년간　　　　　② 4년간　　　　　③ 6년간
④ 8년간　　　　　⑤ 10년간

[정답] ⑤
[해설] 시행규칙 제12조(감염병환자등의 명부 작성 및 관리) ② 보건소장은 법 제15조(감염병환자 등의 파악 및 관리)에 따라 별지 제5호서식의 예방접종 후 이상반응자의 명부를 작성하고 이를 10년간 보관하여야 한다.

088 인플루엔자의 경우 감염병 표본감시기관 가운데 감시 진료과목으로 지정 받을 수 없는 과는?

① 내과　　　　　② 부인과　　　　　③ 소아과
④ 가정의학과　　　⑤ 이비인후과

[정답] ②
[해설] 시행규칙 제14조(감염병 표본감시기관의 지정 등)

① 법 제16조(감염병 표본감시 등)제1항에 따라 질병관리본부장은 표본감시 대상 감염병별로 다음 각 호의 구분에 따른 기관·시설·단체 또는 법인 중에서 시·도지사의 추천을 받아 감염병 표본감시기관(이하 "표본감시기관"이라 한다)을 지정할 수 있다.

1. 인플루엔자: 다음 각 목의 기관·시설·단체 또는 법인
　가.「지역보건법」제10조에 따른 보건소 중 보건의료원
　나. 제4조제3호·제5호 및 제9호에 따른 기관
　다. 의료기관 중 소아과·내과·가정의학과·이비인후과 진료과목이 있는 의료기관

089 감염병 실태조사에 포함되어야 할 사항이 아닌 것은?

① 감염병환자등의 임상적 증상 등에 관한 사항

② 감염병에 대한 각종 자료 등의 조사에 관한 사항

③ 감염병환자등의 진단 · 처방 등 진료정보에 관한 사항

④ 감염병환자등의 연령별 · 직업별 분포 등에 관한 사항

⑤ 감염병의 진료 및 연구와 관련된 인력 · 시설 등에 관한 사항

[정답] ④

[해설] 시행규칙 제15조(실태조사의 방법 및 절차 등)

① 법 제17조(실태조사)제1항에 따른 실태조사에 포함되어야 할 사항은 다음 각 호의 구분에 따른다.

  1. 의료기관 감염관리 실태조사

    가. 「의료법」 제47조에 따라 의료기관에 두는 감염관리위원회와 감염관리실의 설치 · 운영 등에 관한 사항

    나. 의료기관의 감염관리 인력 · 장비 및 시설 등에 관한 사항

    다. 의료기관의 감염관리체계에 관한 사항

    라. 의료기관의 감염관리 교육 및 감염예방에 관한 사항

    마. 그 밖에 의료기관의 감염관리에 관하여 질병관리본부장이 특히 필요하다고 인정하는 사항

  2. 감염병 실태조사

    가. 감염병환자등의 연령별 · 성별 · 지역별 분포 등에 관한 사항

    나. 감염병환자등의 임상적 증상 및 경과 등에 관한 사항

    다. 감염병환자등의 진단 · 검사 · 처방 등 진료정보에 관한 사항

    라. 감염병의 진료 및 연구와 관련된 인력 · 시설 및 장비 등에 관한 사항

    마. 감염병에 대한 각종 문헌 및 자료 등의 조사에 관한 사항

    바. 그 밖에 감염병의 관리를 위하여 질병관리본부장이 특히 필요하다고 인정하는 사항

090 300개 이상의 병상을 갖춘 감염병관리기관에서의 음압병실 개설 수로 옳은 것은?

① 1개

② 1개 이상

③ 2개

④ 2개 이상

⑤ 3개

[정답] ②

[해설] 시행규칙 제31조(감염병관리시설 등의 설치 기준 등)

① 법 제36조(감염병관리기관의 지정 등)제2항 후단 및 법 제39조(감염병관리시설 등의 설치 및 관리방법)에 따른 감염병관리시설, 격리소ㆍ요양소 또는 진료소의 설치 기준은 다음 각 호와 같으며, 그 밖의 세부 사항은 질병관리본부장이 정한다.

　1. 감염병관리시설: 다음 각 목의 구분에 따른다.

　　가. 300개 이상의 병상을 갖춘 감염병관리기관: 별표 4의2의 기준에 적합한 음압병실을 1개 이상 설치할 것

　　나. 300개 미만의 병상을 갖춘 감염병관리기관: 외부와 격리된 진료실 또는 격리된 병실을 1개 이상 설치할 것

091 감염병관리시설에 대한 정기적 평가의 평가항목이 아닌 것은?

① 시설기준 적합성

② 근무인력 적정성

③ 진료 실적

④ 정기적인 방역실적

⑤ 운영실적

[정답] ④

[해설] 시행규칙 제31조의2(감염병관리시설 평가)

① 법 제39조(감염병관리시설 평가)의2에 따른 감염병관리시설에 대한 정기적 평가의 평가항목은 다음 각 호와 같다.

　1. 감염병관리시설의 시설기준 적합성

　2. 감염병관리시설의 근무인력 적정성

　3. 감염병관리시설의 진료 및 운영실적

　4. 그 밖에 감염병관리시설의 설치ㆍ운영 및 관리의 적정성을 위하여 질병관리본부장이 필요하다고 인정하는 사항

092 다음은 감염병관리시설을 대상으로 평가를 할 경우, 평가실시일, 평가항목 및 세부 평가 일정에 관한 사항이다. (   )안의 일정으로 옳은 것은?

> • 질병관리본부장, 시·도지사 또는 시장·군수·구청장이 감염병관리시설을 평가할 경우, 감염병관리기관의 장에게 평가실시일 및 평가항목은 평가 실시일(A)일전, 세부 평가일 정은 평가 실시일 (B)일전에 사항을 알려야 한다.

	①	②	③	④	⑤
A	50	60	60	90	90
B	6	6	7	7	9

[정답] ④

[해설] 시행규칙 제31조의2(감염병관리시설 평가)

② 법 제39조(감염병관리시설 평가)의2에 따른 감염병관리시설에 대한 정기적 평가는 모든 감염 병관리시설을 대상으로 서면평가의 방법에 따라 실시한다. 다만, 감염병관리기관의 장이 요청 하거나 서면평가 결과 추가적 확인이 필요한 경우에는 방문평가의 방법으로 실시할 수 있다.

④ 질병관리본부장, 시·도지사 또는 시장·군수·구청장은 제2항에 따른 평가를 실시하는 경우 에는 감염병관리기관의 장에게 다음 각 호의 구분에 따라 평가실시일, 평가항목 및 세부 평가 일정에 관한 사항을 알려야 한다.

1. 평가실시일 및 평가항목: 평가실시일 90일 전

2. 세부 평가일정: 평가실시일 7일 전

093 공중위생관리법에 따른 객실수 20실 이상 숙박업소에서 4~9월 사이에 시행해야 할 소독 횟수로 옳은 것은?

① 1회 이상/1개월　　　② 2회 이상/1개월　　　③ 1회 이상/2개월

④ 3회 이상/1개월　　　⑤ 3회 이상/2개월

[정답] ①

[해설] 시행규칙 제36조(방역기동반의 운영 및 소독의 기준 등)

① 법 제51조(소독 의무)제1항에 따라 특별자치도지사 또는 시장·군수·구청장은 청소나 소독을 실시하거나 쥐, 위생해충 등의 구제조치(이하 "소독"이라 한다)를 실시하기 위하여 관할 보건소 마다 방역기동반을 편성·운영할 수 있다.

④ 법 제51조(소독 의무)제2항에 따라 소독을 하여야 하는 시설을 관리·운영하는 자는 별표 7의 소독횟수 기준에 따라 소독을 하여야 한다.

094 요양병원의 경우 10～3월 사이에 시행해야 할 소독 횟수로 옳은 것은?
① 1회 이상/1개월   ② 2회 이상/1개월   ③ 1회 이상/2개월
④ 3회 이상/1개월   ⑤ 3회 이상/2개월

[정답] ③
[해설] 시행규칙 제36조(방역기동반의 운영 및 소독의 기준 등)
① 법 제51조(소독 의무)제1항에 따라 특별자치도지사 또는 시장·군수·구청장은 청소나 소독을 실시하거나 쥐, 위생해충 등의 구제조치(이하 "소독"이라 한다)를 실시하기 위하여 관할 보건소마다 방역기동반을 편성·운영할 수 있다.
④ 법 제51조(소독 의무)제2항에 따라 소독을 하여야 하는 시설을 관리·운영하는 자는 별표 7의 소독횟수 기준에 따라 소독을 하여야 한다.

095 시행규칙 제36조(방역기동반의 운영 및 소독의 기준)에 의해 4～9월중에는 2개월에 1회 이상 소독을 실시하여야 하는 시설로 옳은 곳은?
① 마을버스
② 복합쇼핑몰
③ 치과병원
④ 초등학교
⑤ 객실수 20실 이상 숙박업소

[정답] ④
[해설] 시행규칙 제36조(방역기동반의 운영 및 소독의 기준 등)
① 법 제51조(소독 의무)제1항에 따라 특별자치도지사 또는 시장·군수·구청장은 청소나 소독을 실시하거나 쥐, 위생해충 등의 구제조치(이하 "소독"이라 한다)를 실시하기 위하여 관할 보건소마다 방역기동반을 편성·운영할 수 있다.
④ 법 제51조(소독 의무)제2항에 따라 소독을 하여야 하는 시설을 관리·운영하는 자는 별표 7의 소독횟수 기준에 따라 소독을 하여야 한다.

096 소독실시대장에 기록한 소독에 관한 사항의 기록 보존기간으로 옳은 것은?

① 1년간　　　　　② 2년간　　　　　③ 3년간

④ 4년간　　　　　⑤ 5년간

[정답] ②

[해설] 시행규칙 제40조(소독의 기준 및 소독에 관한 사항의 기록 등)

③ 소독업자는 법 제54조(소독의 실시 등) 제2항에 따라 별지 제29호서식의 소독실시대장에 소독에 관한 사항을 기록하고, 이를 2년간 보존하여야 한다.

097 소독업자의 보수교육 이수 기일로 옳은 것은?

① 직전의 교육이 종료된 날부터 1년 이내

② 직전의 교육이 종료된 날부터 2년 이내

③ 직전의 교육이 종료된 날부터 3년 이내

④ 직전의 교육이 종료된 날부터 4년 이내

⑤ 직전의 교육이 종료된 날부터 5년 이내

[정답] ③

[해설] 시행규칙 제41조(소독업자 등에 대한 교육)

② 법 제55조(소독업자 등에 대한 교육)제2항에 따라 소독업자는 소독업무 종사자에게 소독업무에 종사한 날부터 6개월 이내에 별표 9의 교육과정에 따른 소독에 관한 교육을 받게 하여야 하고, 그 후에는 직전의 교육이 종료된 날부터 3년 이내에 1회 이상 보수교육을 받게 하여야 한다.

098 검역위원의 직무로 옳지 않은 것은?

① 역학조사에 관한 사항

② 검역의 공고에 관한 사항

③ 감염병병원체에 오염된 장소의 소독에 관한 사항

④ 감염병 백신의 개발 및 보급에 관한 사항

⑤ 감염병환자등의 입원치료 및 감시에 관한 사항

[정답] ④

[해설] 시행규칙 제43조(검역위원의 임명 및 직무)

① 법 제61조(검역위원)제1항에 따라 시·도지사는 보건·위생 분야에 종사하는 소속 공무원 중에서 검역위원을 임명할 수 있다.

② 검역위원의 직무는 다음 각 호와 같다.

 1. 역학조사에 관한 사항

 2. 감염병병원체에 오염된 장소의 소독에 관한 사항

 3. 감염병환자등의 추적, 입원치료 및 감시에 관한 사항

 4. 감염병병원체에 오염되거나 오염이 의심되는 물건 및 장소에 대한 수거, 파기, 매몰 또는 폐쇄에 관한 사항

 5. 검역의 공고에 관한 사항

099 예방위원의 직무로 옳지 않은 것은?

① 역학조사에 관한 사항

② 위생교육에 관한 사항

③ 감염병 발생의 정보 수집에 관한 사항

④ 감염병환자등의 추적, 입원치료에 관한 사항

⑤ 감염병환자등의 관리에 관한 기술자문

[정답] ④

[해설] 시행규칙 제44조(예방위원의 임명 및 직무)

② 예방위원의 직무는 다음 각 호와 같다.

 1. 역학조사에 관한 사항

 2. 감염병 발생의 정보 수집 및 판단에 관한 사항

 3. 위생교육에 관한 사항

 4. 감염병환자등의 관리 및 치료에 관한 기술자문에 관한 사항

 5. 그 밖에 감염병 예방을 위하여 필요한 사항

제3장

의료기사 등에
관한 법률

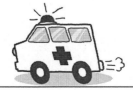

001 의료기사 등에 관한 법률의 적용을 받는 직종으로 옳지 않은 것은?

① 방사선사   ② 물리치료사   ③ 작업치료사

④ 간호조무사   ⑤ 임상병리사

[정답] ④

[해설] 법률 제1조(목적) 이 법은 의료기사, 보건의료정보관리사 및 안경사의 자격·면허 등에 관하여 필요한 사항을 정함으로써 국민의 보건 및 의료 향상에 이바지함을 목적으로 한다.

002 의료기사 등에 관한 법률에 의한 '의료기사'의 정의로 옳은 것은?

① 의사의 지도 아래 의화학적 검사에 종사하는 사람

② 의사의 지도 아래 진료나 생화학적 검사에 종사하는 사람

③ 의사 또는 치과의사의 지도 아래 진료에 종사하는 사람

④ 의사 또는 치과의사의 지도 아래 진료나 의화학적검사에 종사하는 사람

⑤ 의사 또는 치과의사의 지도 아래 진료나 병리학적검사에 종사하는 사람

[정답] ④

[해설] 법률 제1조의2(정의) 이 법에서 사용하는 용어의 뜻은 다음과 같다.

  1. "의료기사"란 의사 또는 치과의사의 지도 아래 진료나 의화학적(醫化學的) 검사에 종사하는 사람을 말한다.

003 '의료기사'로 볼 수 없는 직종으로 옳은 것은?

① 응급구조사   ② 물리치료사   ③ 작업치료사

④ 치과기공사   ⑤ 임상병리사

[정답] ①

[해설] 법률 제2조(의료기사의 종류 및 업무)

① 의료기사의 종류는 임상병리사, 방사선사, 물리치료사, 작업치료사, 치과기공사 및 치과위생사로 한다.

004 의료기사 등에 관한 법률에 의한 '작업치료사'의 업무로 옳은 것은?

① 신체의 활력 및 재활을 위한 물리요법적 치료

② 신체의 교정 및 재활을 위한 작업요법적 치료

③ 정서적 · 정신적 기능장애를 회복시키기 위한 작업요법적 치료

④ 신체적 · 정서적 기능장애를 회복시키기 위한 물리요법적 치료

⑤ 신체적 · 정신적 기능장애를 회복시키기 위한 작업요법적 치료

[정답] ⑤

[해설] 법률 제2조(의료기사의 종류 및 업무)

② 의료기사는 종별에 따라 다음 각 호의 업무 및 이와 관련하여 대통령령으로 정하는 업무를 수
  행한다.

1. 임상병리사: 각종 화학적 또는 생리학적 검사

2. 방사선사: 방사선 등의 취급 또는 검사 및 방사선 등 관련 기기의 취급 또는 관리

3. 물리치료사: 신체의 교정 및 재활을 위한 물리요법적 치료

4. 작업치료사: 신체적 · 정신적 기능장애를 회복시키기 위한 작업요법적 치료

5. 치과기공사: 보철물의 제작, 수리 또는 가공

6. 치과위생사: 치아 및 구강질환의 예방과 위생 관리 등

005 치과기공사가 개설할 수 있는 치과기공소의 개수로 옳은 것은?

① 1개소　　　　　　② 1개소 이상　　　　　③ 2개소

④ 3개소　　　　　　⑤ 4개소

[정답] ①

[해설] 법률 제11조의2(치과기공소의 개설등록 등)

① 치과의사 또는 치과기공사가 아니면 치과기공소를 개설할 수 없다.

② 치과의사 또는 치과기공사는 1개소의 치과기공소만을 개설할 수 있다.

006 안경사가 개설할 수 있는 안경업소의 개수로 옳은 것은?

① 1개소　　　　　　② 1개소 이상　　　　　③ 2개소

④ 3개소　　　　　　⑤ 4개소

[해설] 법률 제12조(안경업소의 개설등록 등)

① 안경사가 아니면 안경을 조제하거나 안경 및 콘택트렌즈의 판매업소(이하 "안경업소"라 한다)를 개설할 수 없다.

② 안경사는 1개의 안경업소만을 개설할 수 있다.

007 타인에게 의료기사등의 면허증을 빌려 준 사람이 받을 수 있는 벌칙으로 옳은 것은?

① 1년 이하의 징역　　　② 2년 이하의 징역　　　③ 3년 이하의 징역

④ 1천만원 이하의 벌금　　⑤ 2천만원 이하의 벌금

[정답] ③

[해설] 법률 제30조(벌칙)

① 다음 각 호의 어느 하나에 해당하는 사람은 3년 이하의 징역 또는 3천만원 이하의 벌금에 처한다.

1. 제9조제1항 본문을 위반하여 의료기사등의 면허 없이 의료기사등의 업무를 한 사람

2. 제9조(무면허자의 업무금지 등)제3항을 위반하여 타인에게 의료기사등의 면허증을 빌려 준 사람

3. 제10조를 위반하여 업무상 알게 된 비밀을 누설한 사람

4. 제11조의2제1항을 위반하여 치과기공사의 면허 없이 치과기공소를 개설한 자. 다만, 제11조의2제1항에 따라 개설등록을 한 치과의사는 제외한다.

5. 제11조의3제1항을 위반하여 치과의사가 발행한 치과기공물제작의뢰서에 따르지 아니하고 치과기공물제작등 업무를 행한 자

6. 제12조제1항을 위반하여 안경사의 면허 없이 안경업소를 개설한 사람

008 2개 이상의 안경업소를 개설한 자가 받을 수 있는 벌칙으로 옳은 것은?

① 1년 이하의 징역　　　② 2년 이하의 징역　　　③ 3년 이하의 징역

④ 300만원 이하의 벌금　　⑤ 500만원 이하의 벌금

[정답] ⑤

[해설] 법률 제31조(벌칙) 다음 각 호의 어느 하나에 해당하는 자는 500만원 이하의 벌금에 처한다.

1. 제9조제2항을 위반하여 의료기사등의 면허 없이 의료기사등의 명칭 또는 이와 유사한 명칭을

사용한 자

1의2. 제11조의2제2항을 위반하여 2개소 이상의 치과기공소를 개설한 자

2. 제12조(안경업소의 개설등록 등) 제2항을 위반하여 2개 이상의 안경업소를 개설한 자

009 폐업신고를 하지 아니하거나 등록사항의 변경신고를 하지 아니한 사람이 받을 수 있는 과태료로 옳은 것은?

① 100만원 이하　　　② 200만원 이하　　　③ 300만원 이하

④ 400만원 이하　　　⑤ 500만원 이하

[정답] ①

[해설] 법률 제33조(과태료

① 제23조제2항에 따른 시정명령을 이행하지 아니한 자에게는 500만원 이하의 과태료를 부과한다.

② 다음 각 호의 어느 하나에 해당하는 자에게는 100만원 이하의 과태료를 부과한다.

　1. 제11조에 따른 실태와 취업 상황을 허위로 신고한 사람

　2. 제13조(폐업 등의 신고)에 따른 폐업신고를 하지 아니하거나 등록사항의 변경신고를 하지 아니한 사람

　3. 제15조제1항에 따른 보고를 하지 아니하거나 검사를 거부·기피 또는 방해한 자

010 방사선사의 업무범위로 옳지 않은 것은?

① 온열·전기·광선치료

② 비전리방사선의 취급

③ 의료영상진단기와 초음파진단기의 취급

④ 방사성동위원소를 이용한 핵의학적 검사

⑤ 방사선기기와 부속 기자재의 선택 및 관리

[정답] ①

[해설] 시행령 제2조(의료기사, 보건의료정보관리사 및 안경사의 업무 범위 등)

① 「의료기사 등에 관한 법률」 (이하 "법"이라 한다) 제2조(의료기사의 종류 및 업무)제2항에 따른 의료기사의 종류에 따른 업무 및 법 제3조(업무 범위와 한계)에 따른 의료기사, 보건의료정보관리사 및 안경사(이하 "의료기사등"이라 한다)의 구체적인 업무범위는 별표 1에 따른다.

② 의료기사는 의사 또는 치과의사의 지도를 받아 별표 1에 따른 업무를 수행한다.

011 의료기사등의 취업상황을 보건복지부장관에게 신고해야 되는 기간으로 옳은 것은?

① 취업을 하게 된 날부터 매 1년이 되는 해의 12월 31일까지

② 취업을 하게 된 날부터 매 3년이 되는 해의 12월 31일까지

③ 면허증을 발급받은 날부터 매 1년이 되는 해의 12월 31일까지

④ 면허증을 발급받은 날부터 매 2년이 되는 해의 12월 31일까지

⑤ 면허증을 발급받은 날부터 매 3년이 되는 해의 12월 31일까지

[정답] ⑤

[해설] 시행령 제8조(실태 등의 신고) 의료기사등은 법 제11조(실태 등의 신고)제1항에 따라 그 실태와 취업상황을 제7조에 따른 면허증을 발급받은 날부터 매 3년이 되는 해의 12월 31일까지 보건복지부령으로 정하는 바에 따라 보건복지부장관에게 신고하여야 한다. 다만, 다음 각 호의 어느 하나에 해당하는 경우에는 그 구분에 따른 날부터 매 3년이 되는 해의 12월 31일까지 신고하여야 한다.

012 의료기사등의 중앙회 윤리위원회 위원의 구성인원으로 옳은 것은?

① 9명　　　② 10명　　　③ 11명　　　④ 12명　　　⑤ 13명

[정답] ③

[해설] 시행령 제10조(윤리위원회의 구성)

① 윤리위원회는 위원장을 포함해 11명의 위원으로 구성한다.

013 의료기사등의 년간 보수교육의 시간으로 옳은 것은?

① 4시간 이상　　　　② 6시간 이상　　　　③ 8시간 이상

④ 10시간 이상　　　　⑤ 12시간 이상

[정답] ③

[해설] 시행령 제11조(보수교육)

① 법 제20조(보수교육) 제1항에 따른 보수교육(이하 "보수교육"이라 한다)의 시간·방법 및 내용은 다음 각 호의 구분에 따른다.

　1. 보수교육의 시간: 매년 8시간 이상

014 시험 중에 대화, 손동작 등으로 서로 의사소통을 하는 부정행위의 경우 응시제한 횟수로 옳은 것은?

① 1회   ② 2회   ③ 3회   ④ 4회   ⑤ 5회

[정답] ①

[해설] 시행규칙 제10조(부정행위자의 국가시험 응시제한) 법 제7조(응시자격의 제한 등)제3항에 따른 국가시험 응시제한의 기준은 별표 2와 같다.

015 대리시험을 치르거나 치르게 하는 부정행위의 경우 응시제한 횟수로 옳은 것은?

① 1회   ② 2회   ③ 3회   ④ 4회   ⑤ 5회

[정답] ③

[해설] 시행규칙 제10조(부정행위자의 국가시험 응시제한) 법 제7조(응시자격의 제한 등)제3항에 따른 국가시험 응시제한의 기준은 별표 2와 같다.

016 치과의사 및 치과기공소 개설자의 치과기공물제작의뢰서 보존기간으로 옳은 것은?

① 1년   ② 2년   ③ 3년   ④ 4년   ⑤ 5년

[정답] ②

[해설] 시행규칙 제12조의5(치과기공물제작의뢰서)

② 법 제11조의3(치과기공사 등의 준수사항)제2항에 따라 치과의사 및 치과기공소 개설자는 치과기공물제작의뢰서를 각자 2년 동안 보존하여야 한다.

017 의료기사등의 해당 연도의 보수교육을 면제받을 수 없는 자로 옳은 것은?

① 군 복무 중인 사람

② 군에서 해당 업무에 종사하는 의료기사등

③ 해당 연도에 의료기사등의 신규 면허를 받은 사람

④ 치의학전문대학원에서 해당 의료기사등의 면허에 상응하는 보건의료에 관한 학문을 전공하고 있는 사람

⑤ 대학원 및 의학전문대학원에서 해당 의료기사등의 면허에 상응하는 보건의료에 관한 학문을 전공하고 있는 사람

[정답] ②

[해설] 시행규칙 제18조(보수교육)

② 보건복지부장관은 다음 각 호의 어느 하나에 해당하는 사람에 대해서는 해당 연도의 보수교육을 면제할 수 있다.

　1. 대학원 및 의학전문대학원·치의학전문대학원에서 해당 의료기사등의 면허에 상응하는 보건의료에 관한 학문을 전공하고 있는 사람

　2. 군 복무 중인 사람(군에서 해당 업무에 종사하는 의료기사등은 제외한다)

　3. 해당 연도에 법 제4조(면허)에 따라 의료기사등의 신규 면허를 받은 사람

　4. 보건복지부장관이 해당 연도에 보수교육을 받을 필요가 없다고 인정하는 요건을 갖춘 사람

018 해당 연도에 보수교육을 받기가 어려워 보수교육이 2년 유예된 경우 다음 연도에 이수해야할 시간으로 옳은 것은?

① 10시간 이상　　　　② 12시간 이상　　　　③ 14시간 이상

④ 16시간 이상　　　　⑤ 18시간 이상

[정답] ④

[해설] 시행규칙 제18조(보수교육)

③ 보건복지부장관은 다음 각 호의 어느 하나에 해당하는 사람에 대해서는 해당 연도의 보수교육을 유예할 수 있다.

　1. 해당 연도에 보건기관·의료기관·치과기공소 또는 안경업소 등에서 그 업무에 종사하지 않은 기간이 6개월 이상인 사람

　2. 보건복지부장관이 해당 연도에 보수교육을 받기가 어렵다고 인정하는 요건을 갖춘 사람

④ 보건기관·의료기관·치과기공소 또는 안경업소 등에서 그 업무에 종사하지 않다가 다시 그 업무에 종사하려는 사람은 제3항제1호에 따라 보수교육이 유예된 연도(보수교육이 2년 이상 유예된 경우에는 마지막 연도를 말한다)의 다음 연도에 다음 각 목의 구분에 따른 보수교육을 받아야 한다.

　가. 제3항에 따라 보수교육이 1년 유예된 경우: 12시간 이상

　나. 제3항에 따라 보수교육이 2년 유예된 경우: 16시간 이상

　다. 제3항에 따라 보수교육이 3년 이상 유예된 경우: 20시간 이상

019 해당 연도에 보수교육을 받기가 어려운 의료기사등이 다음 연도에 20시간 이상의 보수교육을 받아야하는 경우로 옳은 것은?

① 보수교육이 1년 유예된 경우　　　　② 보수교육이 2년 유예된 경우

③ 보수교육이 3년 이상 유예된 경우　　④ 보수교육이 4년 이상 유예된 경우

⑤ 보수교육이 5년 이상 유예된 경우

[정답] ③

[해설] 시행규칙 제18조(보수교육)

③ 보건복지부장관은 다음 각 호의 어느 하나에 해당하는 사람에 대해서는 해당 연도의 보수교육을 유예할 수 있다.

　1. 해당 연도에 보건기관·의료기관·치과기공소 또는 안경업소 등에서 그 업무에 종사하지 않은 기간이 6개월 이상인 사람

　2. 보건복지부장관이 해당 연도에 보수교육을 받기가 어렵다고 인정하는 요건을 갖춘 사람

④ 보건기관·의료기관·치과기공소 또는 안경업소 등에서 그 업무에 종사하지 않다가 다시 그 업무에 종사하려는 사람은 제3항제1호에 따라 보수교육이 유예된 연도(보수교육이 2년 이상 유예된 경우에는 마지막 연도를 말한다)의 다음 연도에 다음 각 목의 구분에 따른 보수교육을 받아야 한다.

　가. 제3항에 따라 보수교육이 1년 유예된 경우: 12시간 이상

　나. 제3항에 따라 보수교육이 2년 유예된 경우: 16시간 이상

　다. 제3항에 따라 보수교육이 3년 이상 유예된 경우: 20시간 이상

020 의료기사등의 보수교육 대상자 명단과 보수교육 면제자 명단의 보존기간으로 옳은 것은?

① 1년　　　② 2년　　　③ 3년　　　④ 4년　　　⑤ 5년

[정답] ③

[해설] 시행규칙 제21조(보수교육 관계 서류의 보존) 보수교육실시기관의 장은 다음 각 호의 서류를 3년 동안 보존하여야 한다.

　1. 보수교육 대상자 명단(대상자의 교육 이수 여부가 적혀 있어야 한다)

　2. 보수교육 면제자 명단

　3. 그 밖에 교육 이수자가 교육을 이수하였다는 사실을 확인할 수 있는 서류

제4장

지역보건법

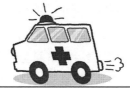

001 다음과 같은 목적으로 규정된 법률로 옳은 것은?

> • 보건소 등 지역보건의료기관의 설치·운영에 관한 사항과 보건의료 관련기관·단체와의 연계·협력을 통하여 지역보건의료기관의 기능을 효과적으로 수행하는데 필요한 사항을 규정함으로써 지역보건의료정책을 효율적으로 추진하여 지역주민의 건강 증진에 이바지함을 목적으로 한다.

① 의료법　　　　　② 지역보건법　　　　　③ 국민건강증진법

④ 보건의료기본법　　⑤ 건강검진기본법

[정답] ②

[해설] 법률 제1조(목적) 이 법은 보건소 등 지역보건의료기관의 설치·운영에 관한 사항과 보건의료 관련기관·단체와의 연계·협력을 통하여 지역보건의료기관의 기능을 효과적으로 수행하는 데 필요한 사항을 규정함으로써 지역보건의료정책을 효율적으로 추진하여 지역주민의 건강 증진에 이바지함을 목적으로 한다.

002 지역보건의료심의위원회의 심의사항으로 옳지 않은 것은?

① 지역사회 건강실태조사
② 지역보건의료계획 수립
③ 지역보건의료계획 시행 및 평가
④ 지역보건의료인의 수급조절
⑤ 보건의료 관련기관과의 협력이 필요한 사항

[정답] ④

[해설] 법률 제6조(지역보건의료심의위원회)

① 지역보건의료에 관한 다음 각 호의 사항을 심의하기 위하여 특별시·광역시·도(이하 "시·도"라 한다) 및 특별자치시·특별자치도·시·군·구(구는 자치구를 말하며, 이하 "시·군·구"라 한다)에 지역보건의료심의위원회(이하 "위원회"라 한다)를 둔다.

1. 지역사회 건강실태조사 등 지역보건의료의 실태조사에 관한 사항

2. 지역보건의료계획 및 연차별 시행계획의 수립·시행 및 평가에 관한 사항

3. 지역보건의료계획의 효율적 시행을 위하여 보건의료 관련기관·단체, 학교, 직장 등과의 협력이 필요한 사항

4. 그 밖에 지역보건의료시책의 추진을 위하여 필요한 사항

003 지역보건의료계획의 수립기간으로 옳은 것은?

① 1년마다　　　　② 2년마다　　　　③ 3년마다

④ 4년마다　　　　⑤ 5년마다

[정답] ④

[해설] 법률 제7조(지역보건의료계획의 수립 등)

① 특별시장·광역시장·도지사(이하 "시·도지사"라 한다) 또는 특별자치시장·특별자치도지사·시장·군수·구청장(구청장은 자치구의 구청장을 말하며, 이하 "시장·군수·구청장"이라 한다)은 지역주민의 건강 증진을 위하여 다음 각 호의 사항이 포함된 지역보건의료계획을 4년마다 제3항 및 제4항에 따라 수립하여야 한다.

004 시·도의 지역보건의료계획의 시행결과를 평가할 수 있는 기관의 장으로 옳은 것은?

① 시·도지사　　　　　　　　② 지역 보건소장

③ 보건복지부장관　　　　　　④ 질병관리본부장

⑤ 지역보건의료심의위원장

[정답] ③

[해설] 법률 제9조(지역보건의료계획 시행 결과의 평가)

① 제8조제1항에 따라 지역보건의료계획을 시행한 때에는 보건복지부장관은 특별자치시·특별자치도 또는 시·도의 지역보건의료계획의 시행결과를, 는 시·군·구(특별자치시·특별자치도는 제외한다)의 지역보건의료계획의 시행 결과를 대통령령으로 정하는 바에 따라 각각 평가할 수 있다.

005 지방자치단체의 관할 구역에서 보건소의 기능 및 업무로 옳지 않은 것은?

① 지역보건의료서비스의 제공

② 지역보건의료정책의 기획, 조사·연구 및 평가

③ 국민보건 향상을 위한 지도·관리

④ 건강 친화적인 지역사회 여건의 조성

⑤ 지역 탈선청소년에 대한 선도 및 관리

[정답] ⑤

[해설] 법률 제11조(보건소의 기능 및 업무)

① 보건소는 해당 지방자치단체의 관할 구역에서 다음 각 호의 기능 및 업무를 수행한다.

  1. 건강 친화적인 지역사회 여건의 조성

  2. 지역보건의료정책의 기획, 조사 · 연구 및 평가

  3. 보건의료인 및 「보건의료기본법」 제3조제4호에 따른 보건의료기관 등에 대한 지도 · 관리 · 육성과 국민보건 향상을 위한 지도 · 관리

  4. 보건의료 관련기관 · 단체, 학교, 직장 등과의 협력체계 구축

  5. 지역주민의 건강증진 및 질병예방 · 관리를 위한 지역보건의료서비스의 제공

006 지역주민의 건강증진 및 질병예방 · 관리를 위한 보건소의 지역보건의료서비스로 옳지 않은 것은?

① 난임의 예방 및 관리

② 감염병의 예방 및 관리

③ 영양관리사업 및 보건교육

④ 독거노인에 대한 자원봉사 및 지원

⑤ 보건의료 취약계층의 건강유지 · 증진

[정답] ④

[해설] 법률 제11조(보건소의 기능 및 업무)

  5. 지역주민의 건강증진 및 질병예방 · 관리를 위한 다음 각 목의 지역보건의료서비스의 제공

  가. 국민건강증진 · 구강건강 · 영양관리사업 및 보건교육

  나. 감염병의 예방 및 관리

  다. 모성과 영유아의 건강유지 · 증진

  라. 여성 · 노인 · 장애인 등 보건의료 취약계층의 건강유지 · 증진

  마. 정신건강증진 및 생명존중에 관한 사항

  바. 지역주민에 대한 진료, 건강검진 및 만성질환 등의 질병관리에 관한 사항

  사. 가정 및 사회복지시설 등을 방문하여 행하는 보건의료 및 건강관리사업

  아. 난임의 예방 및 관리

007 지역보건의료정보시스템의 정보를 훼손·멸실·변경·위조 또는 유출한 자에 대한 벌칙으로 옳은 것은?

① 1년 이하의 징역   ② 3년 이하의 징역   ③ 5년 이하의 징역

④ 1천만원 이하의 벌금   ⑤ 3천만원 이하의 벌금

[정답] ③

[해설] 법률 제32조(벌칙)

① 다음 각 호의 어느 하나에 해당하는 자는 5년 이하의 징역 또는 5천만원 이하의 벌금에 처한다.

  1. 제5조(지역보건의료업무의 전자화)제3항을 위반하여 정당한 접근 권한 없이 또는 허용된 접근 권한을 넘어 지역보건의료정보시스템의 정보를 훼손·멸실·변경·위조 또는 유출한 자

008 정당한 접근 권한 없이 지역보건의료정보시스템의 정보를 검색 또는 복제한 자에 대한 벌칙으로 옳은 것은?

① 1년 이하의 징역   ② 3년 이하의 징역   ③ 5년 이하의 징역

④ 1천만원 이하의 벌금   ⑤ 2천만원 이하의 벌금

[정답] ②

[해설] 법률 제32조(벌칙)

③ 제5조(지역보건의료업무의 전자화)제3항을 위반하여 정당한 접근 권한 없이 또는 허용된 접근 권한을 넘어 지역보건의료정보시스템의 정보를 검색 또는 복제한 자는 3년 이하의 징역 또는 3천만원 이하의 벌금에 처한다.

009 건강검진 신고를 하지 아니하거나 거짓으로 신고하고 건강검진등을 한 자에 대한 과태료로 옳은 것은?

① 100만원 이하   ② 200만원 이하   ③ 300만원 이하

④ 400만원 이하   ⑤ 500만원 이하

[정답] ③

[해설] 법률 제34조(과태료)

① 다음 각 호의 어느 하나에 해당하는 자에게는 300만원 이하의 과태료를 부과한다.

  1. 제23조(건강검진 등의 신고)에 따른 신고를 하지 아니하거나 거짓으로 신고하고 건강검진등

을 한 자

2. 제29조(동일 명칭 사용금지)를 위반하여 동일 명칭을 사용한 자

010 지역사회 건강실태조사의 내용으로 옳지 않은 것은?

① 사고 및 중독에 관한 사항

② 독거노인의 경제적 어려움에 관한 사항

③ 질병 및 보건의료서비스 이용 실태에 관한 사항

④ 건강검진 및 예방접종 등 질병 예방에 관한 사항

⑤ 흡연, 음주 등 건강 관련 생활습관에 관한 사항

[정답] ②

[해설] 시행령 제2조(지역사회 건강실태조사의 방법 및 내용) ④ 지역사회 건강실태조사의 내용에
는 다음 각 호의 사항이 포함되어야 한다.

1. 흡연, 음주 등 건강 관련 생활습관에 관한 사항

2. 건강검진 및 예방접종 등 질병 예방에 관한 사항

3. 질병 및 보건의료서비스 이용 실태에 관한 사항

4. 사고 및 중독에 관한 사항

5. 활동의 제한 및 삶의 질에 관한 사항

6. 그 밖에 지역사회 건강실태조사에 포함되어야 한다고 보건복지부장관이 정하는 사항

011 지역보건의료계획을 수립하기 위해 지역주민의 의견 수렴 공고기간으로 옳은 것은?

① 1주 이상   ② 2주 이상   ③ 10일 이상

④ 15일 이상   ⑤ 3주 이상

[정답] ②

[해설] 시행령 제5조(지역보건의료계획의 수립 방법 등)

③ 시 · 도지사 또는 시장 · 군수 · 구청장은 지역보건의료계획을 수립하는 경우에 그 주요 내용을
시 · 도 또는 시 · 군 · 구의 홈페이지 등에 2주 이상 공고하여 지역주민의 의견을 수렴하여야 한
다.

012 시 · 도지사가 보건복지부장관에게 지역보건의료계획을 제출해야 되는 기한으로 옳은 것은?

① 계획 시행연도 1월 말일까지   ② 계획 시행연도 2월 말일까지

③ 계획 시행연도 3월 말일까지   ④ 계획 시행연도 6월 말일까지

⑤ 계획 시행연도 12월 말일까지

[정답] ②

[해설] 시행령 제6조(지역보건의료계획의 제출 시기 등)

① 시장 · 군수 · 구청장(특별자치시장 · 특별자치도지사는 제외한다. 이하 이 조 및 제7조에서 같다)은 법 제7조(지역보건의료계획의 수립 등)제3항에 따라 지역보건의료계획(연차별 시행계획을 포함한다. 이하 이 조에서 같다)을 계획 시행연도 1월 31일까지 시 · 도지사에게 제출하여야 한다.

② 시 · 도지사(특별자치시장 · 특별자치도지사를 포함한다)는 법 제7조(지역보건의료계획의 수립 등)제4항에 따라 지역보건의료계획을 계획 시행연도 2월 말일까지 보건복지부장관에게 제출하여야 한다.

013 시장 · 군수 · 구청장이 시 · 도지사에게 지역보건의료계획 시행 결과의 평가를 제출해야 되는 기한으로 옳은 것은?

① 시행연도 다음 해 1월 31일까지   ② 시행연도 다음 해 2월 말일까지

③ 시행연도 다음 해 3월 31일까지   ④ 시행연도 다음 해 6월 30일까지

⑤ 시행연도 다음 해 12월 31일까지

[정답] ①

[해설] 시행령 제7조(지역보건의료계획 시행 결과의 평가)

① 시장 · 군수 · 구청장은 법 제9조(지역보건의료계획 시행 결과의 평가)제1항에 따른 지역보건의료계획 시행 결과의 평가를 위하여 해당 시 · 군 · 구 지역보건의료계획의 연차별 시행계획에 따른 시행 결과를 매 시행연도 다음 해 1월 31일까지 시 · 도지사에게 제출하여야 한다.

014 보건소장 임용에 관한 내용이다. (   )안의 년 수로 옳은 것은?

> • 보건등 직렬의 공무원을 보건소장으로 임용하려는 경우 보건소장으로 임용되기 이전 최근 (   )년 이상 보건등의 업무와 관련하여 근무한 경험이 있는 사람 중에서 임용하여야 한다.

① 1   ② 2   ③ 3   ④ 4   ⑤ 5

[정답] ⑤

[해설] 시행령 제13조(보건소장)

① 보건소에 보건소장(보건의료원의 경우에는 원장을 말한다. 이하 같다) 1명을 두되, 의사 면허가 있는 사람 중에서 보건소장을 임용한다. 다만, 의사 면허가 있는 사람 중에서 임용하기 어려운 경우에는 「지방공무원 임용령」 별표 1에 따른 보건·식품위생·의료기술·의무·약무·간호·보건진료(이하 "보건등"이라 한다) 직렬의 공무원을 보건소장으로 임용할 수 있다.

② 제1항 단서에 따라 보건등 직렬의 공무원을 보건소장으로 임용하려는 경우에 해당 보건소에서 실제로 보건등과 관련된 업무를 하는 보건등 직렬의 공무원으로서 보건소장으로 임용되기 이전 최근 5년 이상 보건등의 업무와 관련하여 근무한 경험이 있는 사람 중에서 임용하여야 한다.

015 의료기사등의 국가시험 합격기준에 관한 내용이다. (   )안의 내용으로 옳은 것은?

> • 의료기사등의 국가시험 합격기준은 필기시험에서는 각 과목 만점의 (A)퍼센트 이상 및 전 과목 총점의(B)퍼센트 이상 득점한 사람으로 하고, 실기시험에서는 만점의 (C)퍼센트 이상 득점한 사람으로 한다.

	①	②	③	④	⑤
A	20	30	40	40	40
B	40	40	60	40	50
C	50	60	60	40	60

[정답] ③

[해설] 시행규칙 제9조(합격자 결정 등)

① 영 제3조제1항에 따른 의료기사등의 국가시험(이하 "국가시험"이라 한다)의 합격자는 필기시험에서는 각 과목 만점의 40퍼센트 이상 및 전 과목 총점의 60퍼센트 이상 득점한 사람으로 하

고, 실기시험에서는 만점의 60퍼센트 이상 득점한 사람으로 한다.

016 치과기공물제작의뢰서의 보존기간으로 옳은 것은?
① 1년   ② 2년   ③ 3년   ④ 4년   ⑤ 5년

[정답] ②

[해설] 시행규칙 제12조의5(치과기공물제작의뢰서)

② 법 제11조의3(치과기공사 등의 준수사항)제2항에 따라 치과의사 및 치과기공소 개설자는 치과
기공물제작의뢰서를 각자 2년 동안 보존하여야 한다.

017 의료기사등의 보수교육 면제자 명단 보존기간으로 옳은 것은?
① 1년   ② 2년   ③ 3년   ④ 4년   ⑤ 5년

[정답] ③

[해설] 시행규칙 제21조(보수교육 관계 서류의 보존) 보수교육실시기관의 장은 다음 각 호의 서류
를 3년 동안 보존하여야 한다.

 1. 보수교육 대상자 명단(대상자의 교육 이수 여부가 적혀 있어야 한다)

 2. 보수교육 면제자 명단

 3. 그 밖에 교육 이수자가 교육을 이수하였다는 사실을 확인할 수 있는 서류

의료관계법규 문제집

초판 인쇄 2022년 11월 01일
초판 발행 2022년 11월 05일

펴낸이   진수진
펴낸곳   메디컬스타

주소   경기도 고양시 일산서구 대산로 53
출판등록   2013년 5월 30일 제2013-000078호
전화   031-911-3416
팩스   031-911-3417
전자우편   meko7@paran.com